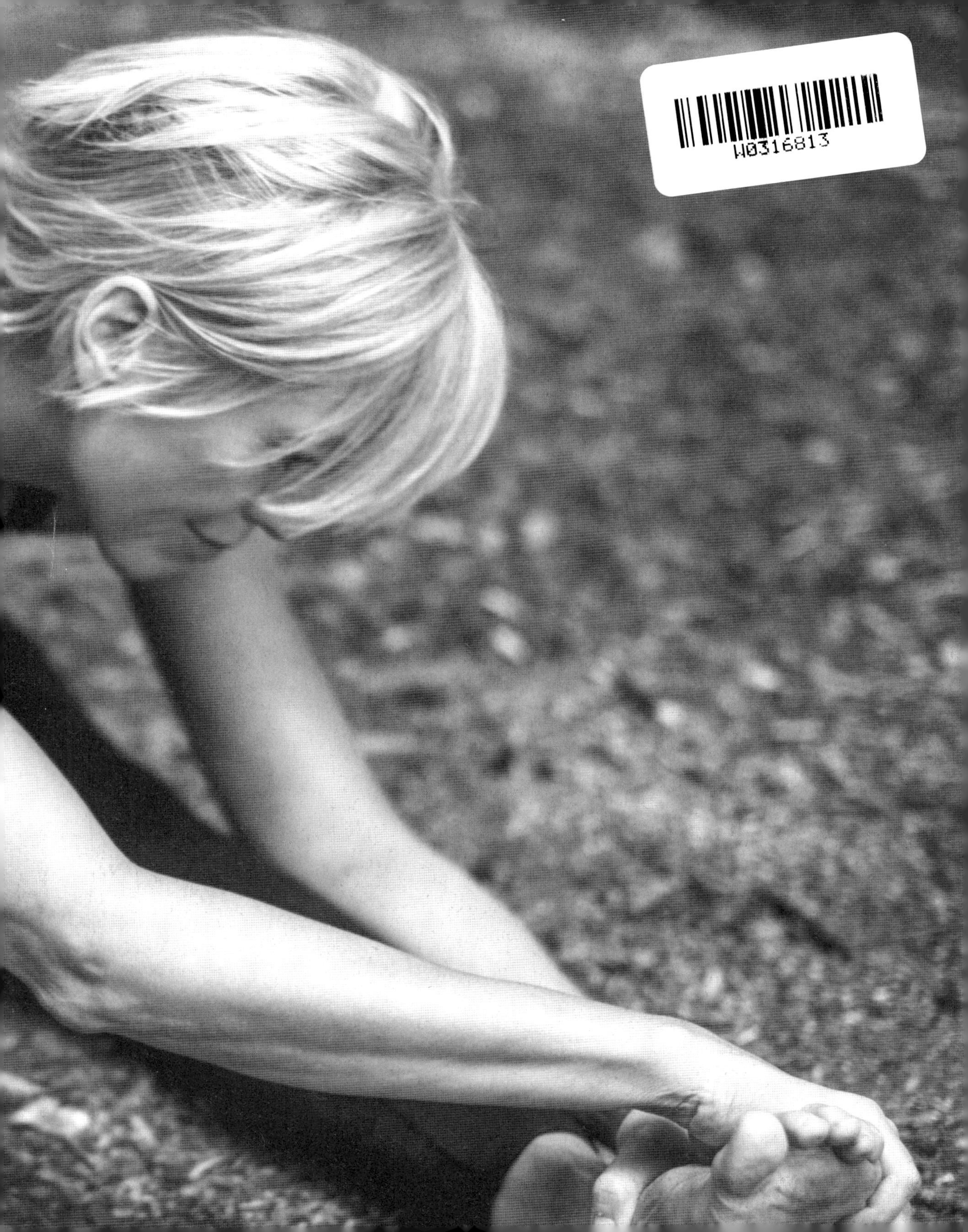

YOGA

Für Yoga ist es nie zu spät

O.W. BARTH

Bente Helene Schei

Für Yoga ist es nie zu spät

50 einfache Übungen

Übersetzung: Dr. Ulrike Strerath-Bolz

Fotos: Nicki Twang

O.W. BARTH

Inhalt

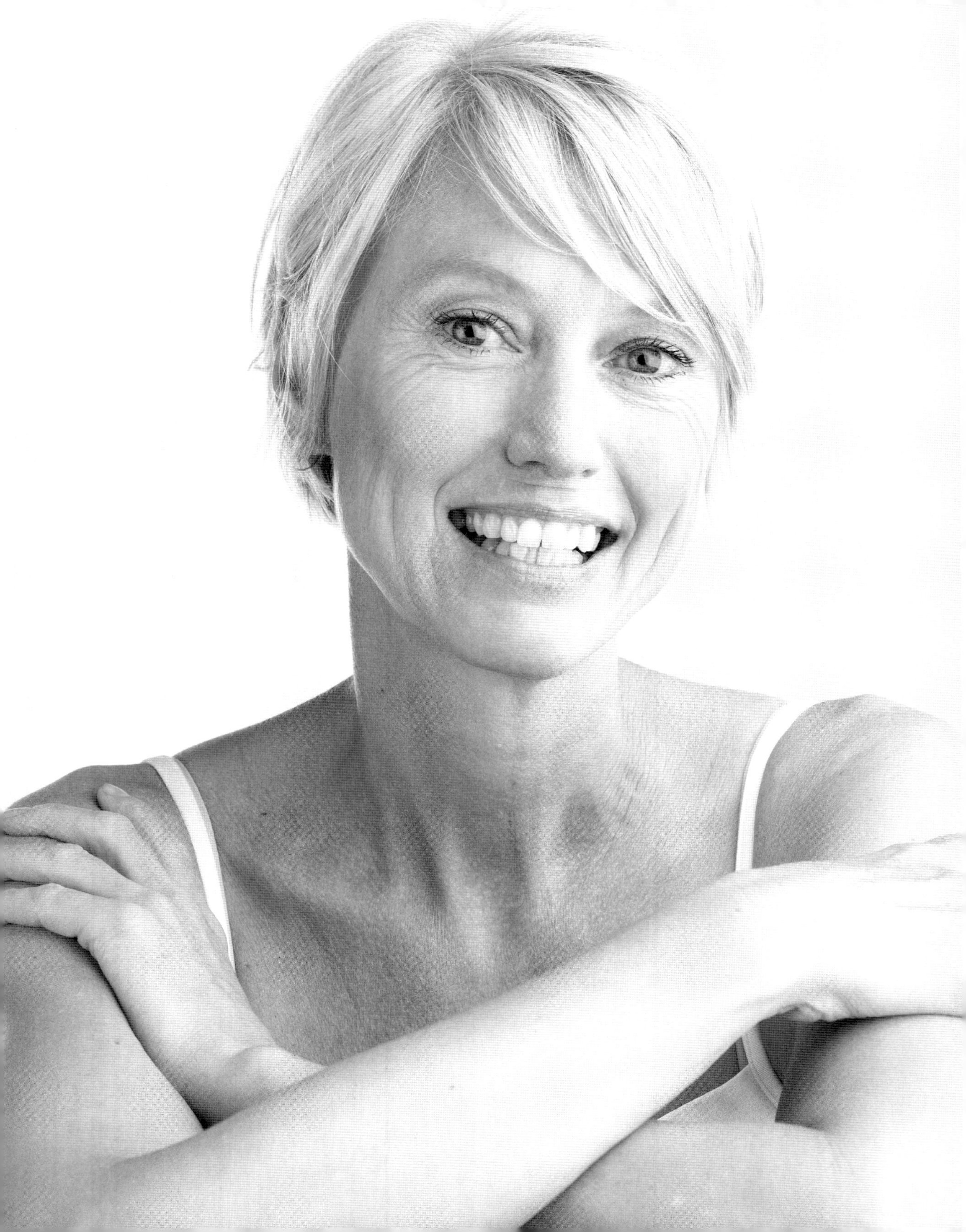

Einleitung

Über mich

Ich habe die Ausbildung der norwegischen Yoga-Schule durchlaufen und mich danach mit Lehrgängen und Retreats im In- und Ausland weitergebildet. Meine Kurse und Vorträge finden im Senter for Klassisk Yoga in Oslo statt.

Ich habe an der Universität Oslo Jura studiert und dort meinen Abschluss gemacht. Danach musste ich aber feststellen, dass es schwierig ist, Karriere, Familie, Gesundheit und Fitness miteinander zu verbinden. Yoga war die Lösung, weil er mir körperliche und geistige Kraft gibt und weil ich diese positive Wirkung mit anderen teilen kann.

Ich möchte Yoga wirklich für alle Interessierten zugänglich machen. Klassischer Yoga umfasst den ganzen Menschen: Die körperlichen Übungen, Atemtechniken, mentales Training, Entspannung und Meditation nehmen Körper und Geist in Anspruch. Das breite Spektrum der Übungen und Techniken hat zur Folge, dass alle Übenden etwas finden, das zu ihnen passt und ihrer persönlichen Leistungsfähigkeit entspricht.

Der Grundgedanke hinter meinem Yoga-Unterricht lässt sich so zusammenfassen: Yoga ist einfach. Es gibt keine Einschränkungen, jeder kann Yoga betreiben, an jedem beliebigen Ort und zu jeder Zeit. Schon ein kleiner Aufwand kann eine große Wirkung zeigen.

Dieses Buch ist ein guter Ausgangspunkt für alle, die mit Yoga anfangen wollen. Es gründet sich auf meine Erfahrungen aus zwanzig Jahren.

Ein Yoga-Buch für die Praxis

Für Yoga ist es nie zu spät ist für Anfänger konzipiert, aber auch Fortgeschrittene können daraus Nutzen ziehen. Es ist durch und durch ein Buch für die Praxis mit konkreten Programmen zwischen zehn und neunzig Minuten. Die Übungen sind gut beschrieben und Schritt für Schritt durch Bilder illustriert.

Die Programme sind so angelegt, dass man mit einer Dauer von zehn Minuten beginnt und sich auf eine Dauer von neunzig Minuten steigert – oder eben auf eine Dauer, die dem eigenen Zeitbudget entspricht.

Es ist besser, wenig Yoga zu üben als gar nicht. Wenn du nur wenige Minuten zur Verfügung hast, nimm den Anfang des Kurzprogramms als Ausgangspunkt und such dir einige Übungen aus. Wenn du die verschiedenen Übungen im Buch kennengelernt hast, wählst du diejenigen aus, die dir guttun. Am Anfang sollten es einfache Übungen zum Aufwärmen sein, dann kannst du zu Stellungen übergehen, die etwas anstrengender sind. Zu Beginn entspannst du dich im Liegen, und ebenso am Ende. Du kannst die Übungen aber auch mit einer Entspannungsübung deiner Wahl beenden.
Dieses Buch hat einen allgemeinen Teil und drei Spezialteile. Der allgemeine Teil stellt ein Yoga-Programm vor, das den gesamten Körper umfasst. In den drei Spezialteilen geht es um

1. Darm und Verdauung
2. Rücken und Nacken
3. Gleichgewicht und Konzentration

Dieses Praxisbuch ist auch gut für unterwegs geeignet. So kannst du überall und zu jeder Zeit üben, wann immer du dazu Gelegenheit hast.

Yoga als Philosophie

Yoga ist eine viele Tausend Jahre alte indische Philosophie – eine systematische Beschreibung von Techniken und Methoden zur Erlangung eines starken, geschmeidigen Körpers und eines gut ausbalancierten, ruhigen Geistes. Dieses Übungsprogramm hat körperliche und seelische Ausgeglichenheit zum Ziel.

Die frühen Yogis waren der Ansicht, einen starken, geschmeidigen Körper könne man mit einem konzentrierten, ruhigen Geist leichter erreichen. Und tatsächlich führt ein ruhiger Geist zu körperlicher und mentaler Gesundheit, man wird stark, frisch und steht in gutem Kontakt mit sich selbst und der Umgebung.

Davon ausgehend, wurden über die Jahrhunderte hinweg viele verschiedene Techniken und Übungen entwickelt, und neue sind dazugekommen. Manche Techniken und Übungen sind einfach, andere sind eher anspruchsvoll und setzen jahrelange Erfahrung voraus. Auch in Sachen Selbsterkenntnis und Bewusstsein lassen die verschiedenen Yoga-Wege viel Raum für Entwicklung.

Klassischer Yoga

Im Laufe der Zeit haben sich viele Formen von Yoga ausdifferenziert, aber alle entspringen im Grunde genommen denselben Wurzeln. Einige Formen konzentrieren sich eher auf die körperliche Bewegung, während Entspannung, Atem und Meditation im Hintergrund stehen oder gar keine Rolle spielen. Andere wiederum legen den Schwerpunkt genau darauf.

Klassischer Yoga, wie er hier vorgestellt wird, umfasst den ganzen Menschen. Körper und Geist werden durch Übungen, Atemtechniken, mentales Training und Achtsamkeit, Entspannung und Meditation trainiert.

Die körperlichen Übungen reichen von ganz einfachen bis zu etwas schwierigeren Stellungen und Bewegungen. Muskeln und Bindegewebe werden dabei gedehnt, die Muskelkraft steigt, die Beweglichkeit nimmt zu und der Blut- und Energiekreislauf im Körper wird gefördert.

Du solltest die körperlichen Übungen immer so ausführen, wie es deiner eigenen Leistungsfähigkeit entspricht. Noch einmal: Jeder kann Yoga praktizieren. Yoga ist für aktive, gut trainierte Menschen ebenso gut geeignet wie für Menschen, die sich bisher eher wenig bewegt haben.

Der Atem ist ein wichtiges Element im Yoga. Die Art, wie du deine Lungenkapazität nutzt, macht einen großen Unterschied. Ob du gut und vollständig oder flach und unvollständig atmest, spielt eine erhebliche Rolle. Außerdem dient der Atem als Anker bei den Achtsamkeitsübungen. Es gibt spezielle Atemtechniken, die dir entweder schnell Energie spenden oder für Entspannung und Stressabbau sorgen.
Entspannungs-, Konzentrations- und Achtsamkeitsübungen gehören in Kombination mit den körperlichen Übungen und den Atemtechniken ebenfalls zum ganzheitlichen Ansatz des klassischen Yoga.

Jeder kann Yoga üben

Yoga ist einfach. Yoga kann man überall und zu jeder Zeit üben. Und das gilt für wirklich alle – nur eben mit den richtigen Übungen.
Es gibt sehr viele verschiedene Gründe, Yoga zu üben. Die einen praktizieren Yoga, weil sie spüren, dass ihre Muskelkraft steigt, dass Muskeln und Bindegewebe gedehnt werden, dass der Kreislauf aktiver wird und Spannungen im Körper abgebaut werden. Andere erleben es so, dass ihre Haltung besser wird und dass sie Gewicht verlieren. Viele schlafen besser, fühlen sich weniger gestresst und ganz einfach als eine bessere Version ihrer selbst.
Die Forschung zeigt, dass Yoga gut genutzt werden kann, um nach einer Krankheit wieder auf die Beine zu kommen oder um Krankheiten besser zu überstehen.
Yoga und ein Teil der damit verbundenen Atemübungen können als Hilfen im Arbeitsleben oder beim Sport genutzt werden, und viele Übende erleben eine Verbesserung ihrer Konzentrations- und Leistungsfähigkeit.
Viele wünschen sich Yoga auch als Mittel zur Selbstentwicklung und um im Leben weiter zu kommen. Oder sie üben ganz einfach, weil es sich gut anfühlt.

Es spielt keine Rolle, welche Absichten du verfolgst, solange du das Gefühl hast, dass Yoga dir etwas Positives geben kann.

Yoga und Achtsamkeit sind eins

Für Außenstehende kann es so aussehen, als wäre Yoga nur eine Trainingsform wie viele andere, bei der man den Körper streckt und beugt und irgendwie stärkt. Was ist nun tatsächlich anders beim Yoga?

Klassischer Yoga umfasst viele Mittel, mit deren Hilfe man sich weiterentwickeln kann. Ein allen zugängliches Instrument ist Konzentration, die Lenkung der Aufmerksamkeit auf nur einen Gegenstand. Wenn wir uns für einige Zeit auf etwas konzentrieren, erleben wir Ruhe und Stille in Körper und Geist. Auch beim Yoga finden wir auf diese Weise Zugang zu uns selbst ohne die üblichen Störungen. Ein noch umfassenderes Wort dafür ist Achtsamkeit. Im Yoga verbinden wir das Achtsamkeits- oder Aufmerksamkeitstraining mit den körperlichen Übungen und Atemtechniken.

Bei allen Übungen in diesem Buch wird deshalb auch Wert auf das Aufmerksamkeitstraining gelegt.

Wann du vorsichtig sein solltest

Die wichtigste Regel lautet: Achte darauf, ob sich eine Übung gut anfühlt. Respektiere deine Grenzen und überschreite sie nicht. Yoga ist keine Wettkampfsportart. Es ist besser, in aller Ruhe in eine Stellung hineinzufinden, als sich selbst unter Druck zu setzen. Es darf sich schon mal anstrengend anfühlen, aber es darf niemals wehtun. Die Herausforderung besteht darin, zwischen Unbehagen und Schmerz zu unterscheiden.

Bei Vorerkrankungen, Behinderungen und anderen Beschwerden, auf die du Rücksicht nehmen musst, solltest du mit deinem Arzt oder anderen kompetenten Gesundheitsberatern sprechen. Sie können dir sagen, welche Übungen du vermeiden oder mit besonderer Vorsicht ausführen solltest.

Yoga ist ein kraftvolles Werkzeug, das im Körper Prozesse in Gang setzt und Reaktionen hervorruft. Zorn, Frustration, Weinen, Lachen und so weiter – all das kann ganz plötzlich auftreten. Auch Reaktionen wie ein vorübergehender Schwindel oder Übelkeit können auftreten. Sie gehen vorbei – aber vielleicht solltest du eine Pause machen, wenn die Reaktionen heftiger sind.

Einige Hinweise, bevor du anfängst

- *Yoga kann man drinnen und draußen betreiben. Die Unterlage sollte flach und nicht zu weich sein. Eine Yoga-Matte, eine normale Trainingsmatte oder ein Teppich sind gut geeignet. Auch eine Decke und vielleicht ein kleines Kissen solltest du zur Hand haben.*

- *Zieh dir etwas Bequemes an, das den Bauch nicht einschnürt.*

- *Unmittelbar vor deiner Yoga-Zeit solltest du nichts Schweres essen. Am besten wartest du nach dem Essen ein paar Stunden oder übst vor dem Essen.*

- *Telefon, PC und Tablet sollten ausgeschaltet sein, damit sie dich beim Üben nicht stören.*

Die Sitzstellungen

Schneidersitz

Setz dich auf den Boden, die Beine so vor dem Körper gekreuzt, dass sie nicht aufeinander liegen. Die Knie sollten so tief wie möglich sein, der Rücken gerade. Die meisten brauchen zumindest am Anfang ein Kissen oder eine zusammengelegte Decke unter dem Po. Leg so viel aufeinander, dass du entspannt sitzen kannst und die Knie möglichst weit nach unten kommen.

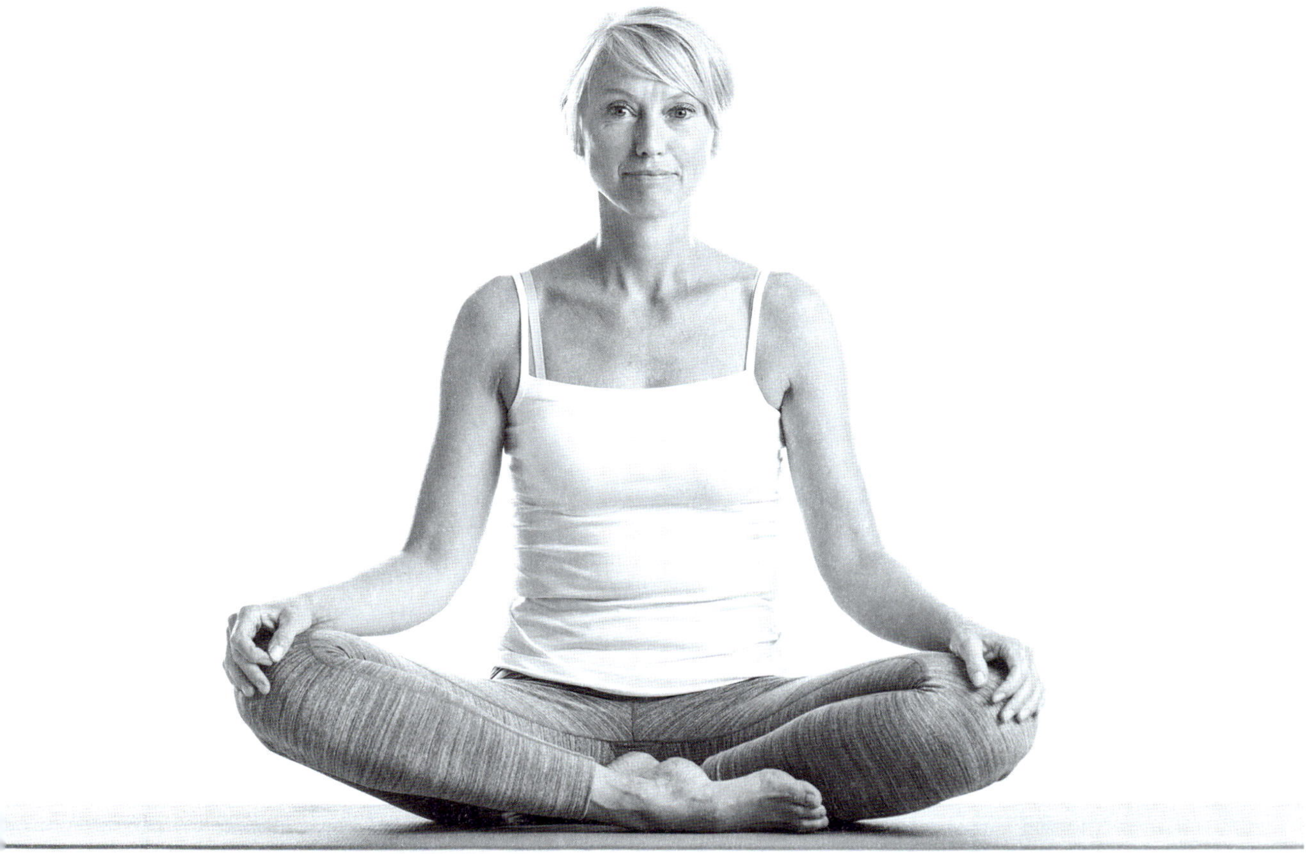

Diamantsitz

Knie dich so hin, dass die großen Zehen einander berühren. Die Fersen sind leicht nach außen gerichtet, sodass die Füße eine Art Schale für deinen Po bilden. Setz dich in diese Schale hinein.

Diese Stellung ist gut geeignet, um den Rücken gerade und gut ausbalanciert zu halten. Am Anfang kann der Druck auf Waden und Fußgelenke unangenehm sein.

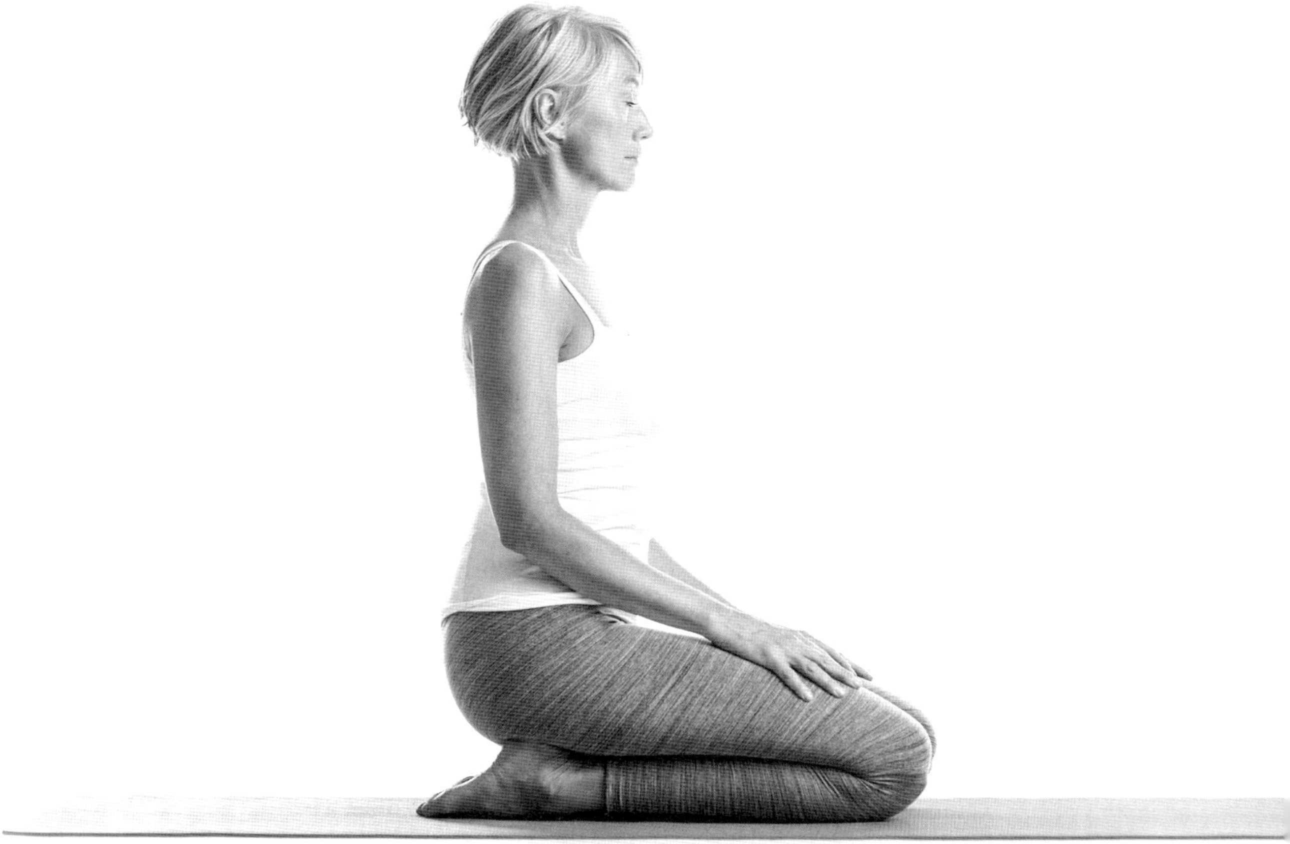

Sitzen auf dem Stuhl

Setz dich auf einen normalen Stuhl mit relativ harter Sitzfläche. Setz dich so hin, dass die gesamte Sitzfläche auf dem Stuhl aufliegt und die Fußsohlen ganz auf dem Boden stehen. Lehn dich nicht an, sondern halte den Rücken gerade.

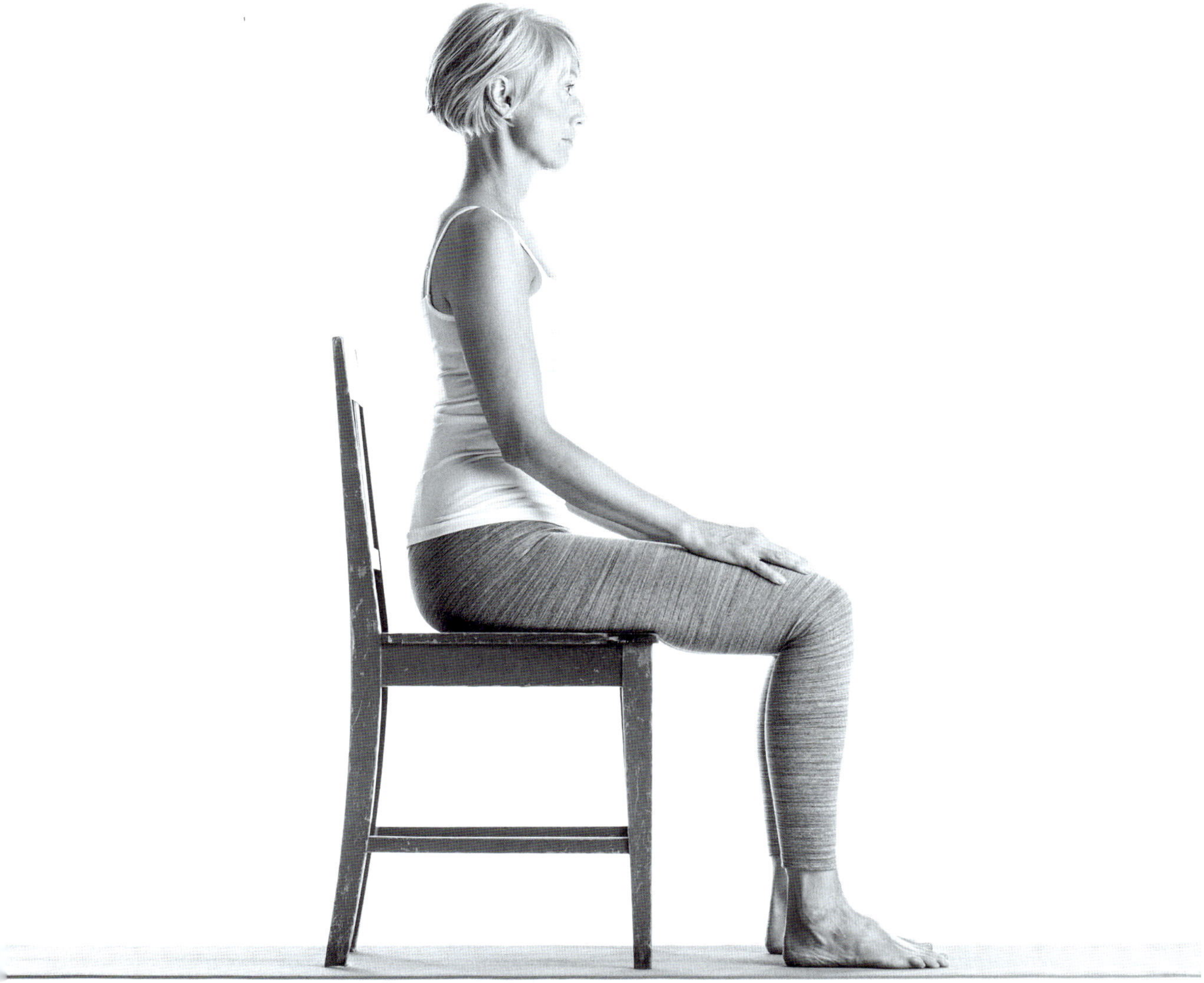

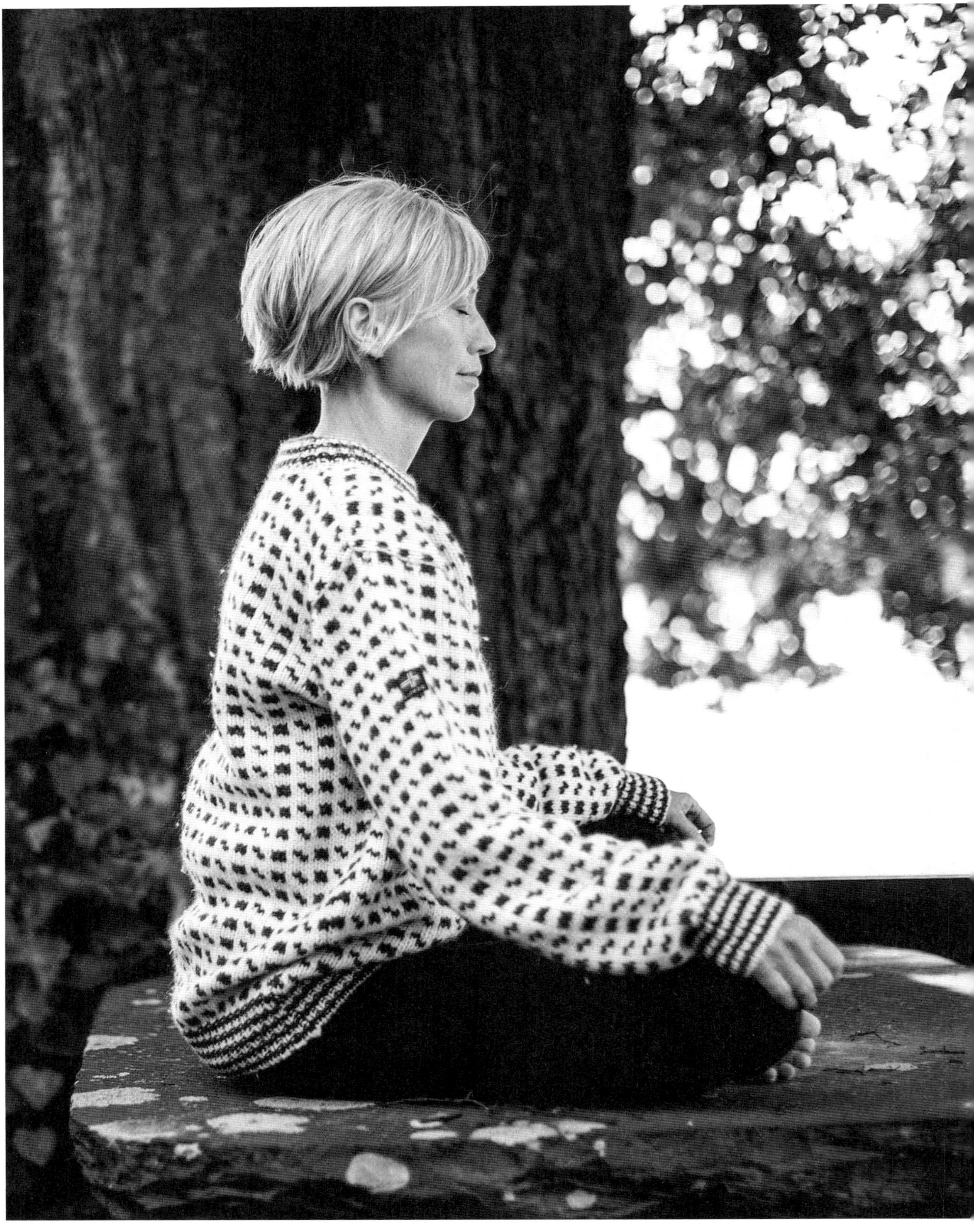

»Leben ist die Zeit zwischen einem Atemzug und dem nächsten. Ein Mensch, der nur halb atmet, lebt nur halb.«

Alte indische Weisheit

Grundlagen der Atemtechnik

Dein Atem und die Art, wie du ihn nutzt, sind ein zentrales, wichtiges Element im Yoga. In einem alten indischen Text heißt es: „Leben ist die Zeit zwischen einem Atemzug und dem nächsten. Ein Mensch, der nur halb atmet, lebt nur halb." Eine gute, vollständige Atmung bedeutet Lebenskraft und ist von essenzieller Bedeutung für die körperliche und seelische Gesundheit.

In einer Minute atmest du zwölf bis vierzehn Mal. Im Laufe eines Tages kommen so etwa zwanzigtausend Atemzüge zusammen, im Laufe eines Jahres etwa sieben Millionen. Die Hauptaufgabe der Lungen besteht darin, das Blut mit Sauerstoff zu versorgen und das Kohlendioxid aus dem Blut abzutransportieren. Alle lebenden Zellen im Körper brauchen Sauerstoff. Wenn wir einatmen, sorgen die Lungen dafür, dass der Körper den benötigten Sauerstoff bekommt. Beim Ausatmen werden Kohlendioxid und Abfallstoffe entfernt. In der Philosophie des Yoga heißt es dazu, dass der Atem dem Körper Energie und Lebenskraft schenkt.

Doch auch wenn du in einem Jahr sieben Millionen Atemzüge machst, muss deine Atmung nicht unbedingt gut sein. Viele atmen zu flach, sodass sie nur einen kleinen Teil ihrer Lungenkapazität nutzen. Oft wird nur der obere Teil der Lungen richtig aktiviert, der Rest bleibt ungenutzt und bewegt sich zu wenig. Das führt aber auch zu einem Mangel an Bewegung und Dynamik in sämtlichen inneren Organen und zu Sauerstoffmangel. Auch deshalb ist eine gute, tiefe Atmung wichtig für die Gesundheit und sorgt für ein Plus an Lebenskraft.

Um eine tiefe, vollständige Atmung zu lernen, solltest du dir zunächst klarmachen, wie du normalerweise atmest. Dazu beobachtest du deinen Atem aufmerksam. Oft reicht diese Aufmerksamkeit schon, um besser zu atmen, also tiefer, vollständiger und langsamer.

Beobachte deine natürliche Atmung

STELLUNG

Setz dich so auf einen Stuhl, dass beide Füße auf dem Boden stehen, oder setz dich bequem auf den Boden. Du kannst dich auch auf den Rücken legen, die Beine ausgestreckt und die Arme links und rechts vom Körper.
Die Augen schließen.
Den Atem natürlich fließen lassen.
Den Atem dabei beobachten: das Einatmen und das Ausatmen, den Rhythmus zwischen Einatmen und Ausatmen.
Den Fluss des Atems in der Nase spüren.
Die Aufmerksamkeit dann auf die Bewegung im Körper richten, wenn du atmest. Welche Teile bewegen sich?
Zum Abschluss den ganzen Körper wahrnehmen, so wie du liegst oder sitzt.
Die Augen wieder öffnen.

Dauer/Wiederholungen

Bleib mindestens ein paar Minuten liegen. Du kannst die Übung so lange machen, wie du willst oder Zeit hast (2 bis 20 Minuten).

Aufmerksamkeit

Die Aufmerksamkeit richtet sich auf den Atem und auf die Bewegung, die beim Atmen im Körper entsteht.

Achtung!

Achte auf deinen natürlichen Atem, wie er ganz natürlich fließt. Das heißt, versuche nicht, den Atem zu beeinflussen, tiefer oder langsamer zu atmen, als du es normalerweise tust.

Wirkung

Du lernst deinen Atem kennen und findest mit der Zeit von selbst Möglichkeiten, insgesamt tiefer zu atmen. Das entspannt und beruhigt den Körper und stärkt deine Fähigkeit zur Konzentration und zum Dasein im Hier und Jetzt.

Tiefe, vollständige Atmung

Eine vollständige, tiefe Atmung besteht aus drei Teilen. So nutzen wir unsere Lungenkapazität vollständig aus. Die drei Teile heißen Bauchatmung, Flankenatmung und Schlüsselbeinatmung (mehr dazu siehe unten).

Wenn du über eine längere Zeit hinweg flach geatmet hast (also im mittleren und oberen Teil deiner Brust), kann es eine Weile dauern, bis du die tiefe Atmung wieder beherrschst. Am Anfang kann es vor allem schwerfallen, den unteren Teil der Lungen mit Luft zu füllen.

Für eine flache Atmung gibt es verschiedene Gründe. Nimm dir Zeit, in Kontakt mit deinem Atem zu kommen. Setz dich nicht unter Druck und stress dich nicht, sonst wird es nur noch schwieriger.

Die drei Ebenen der tiefen, vollständigen Atmung

1. **Bauchatmung – Zwerchfellatmung**
   Dabei atmest du mit dem untersten Teil deiner Lungen. Das Zwerchfell bewegt sich und sorgt dafür, dass sich der Bauch nach vorn bewegt und hebt.

2. **Flankenatmung – mittlere Atmung**
   Dabei atmest du mit dem mittleren und oberen Teil deiner Lungen. Die Rippen bewegen sich nach außen, wenn du einatmest, und ziehen sich beim Ausatmen wieder zusammen.

3. **Schlüsselbeinatmung – obere Atmung**
   Dabei atmest du mit dem obersten Teil deiner Lungen, sodass sich die Schultern und Schlüsselbeine heben. Diese Atmung braucht viel Bewegung für sehr wenig Luft. Sie bringt nur sehr wenig Luft in die Lungen und wieder hinaus.

STELLUNG

Im Liegen

Leg dich mit ausgestreckten Beinen auf den Rücken, und zwar auf eine relativ harte Unterlage – eine Yoga-Matte oder Decke.

Im Sitzen

Setz dich entspannt und mit geradem Rücken in den Schneidersitz. Wenn nötig, leg dir ein Kissen unter. Du kannst auch auf einem Stuhl sitzen, mit geradem Rücken und beiden Füßen auf dem Boden.

Leg eine Hand auf den Nabel und eine Hand auf die Brust, sodass du beim Atmen die Bewegung im Körper spüren kannst.

Das Einatmen und Ausatmen geschieht hauptsächlich durch die Nase.

❶ Bauchatmung

Zu Beginn atmest du langsam so aus, dass deine Lungen ganz entleert werden. Der Bauch zieht sich dabei nach innen. Den Atem ein paar Sekunden anhalten. Dann ruhig einatmen, sodass der Bauch sich hebt und nach außen wölbt. Du atmest jetzt mit dem untersten Teil deiner Lungen. Nur dein Bauch bewegt sich. Brust und Schlüsselbeine sollten ganz ruhig bleiben. Den Atem wieder ein paar Sekunden anhalten, dann ruhig ausatmen. Ganz ausatmen, bevor du wieder einatmest.

WIEDERHOLUNGEN

10 bis 20 Atemzüge

AUFMERKSAMKEIT

Die Aufmerksamkeit liegt auf der Atmung und der Bewegung, die beim Atmen im Körper entsteht.

ACHTUNG!

Vermeide alles, was den Bauch einengt: Gürtel, enge Kleidung und so weiter behindern eine gute Bauchatmung. Atme ruhig und achte darauf, Brust und Schlüsselbeine ganz ruhig zu halten.

WIRKUNG

Die Bauchatmung ist die natürlichste und wirkungsvollste Art der Atmung. Sie verschafft uns die meiste Luft bei geringem körperlichem Einsatz.

❷ Flankenatmung

Atme so ein, dass sich Brust und Rippen nach oben und außen bewegen. Du kannst dabei die Hände an die Seiten deines Körpers legen, sodass du die Bewegung der Rippen spürst. Versuch den Bauch ganz ruhig zu halten. In diesem Bereich ist nicht viel Platz für Luft, weil Brustkorb und Rippen das Volumen regeln. Jetzt vollständig einatmen und die Luft für ein paar Sekunden anhalten.

Danach ruhig ausatmen, sodass sich Brust und Rippen wieder senken. Der Bauch bleibt entspannt und bewegt sich nicht mit. Wenn du ganz ausgeatmet hast, hältst du den Atem wieder ein paar Sekunden an, bevor du wieder einatmest.

WIEDERHOLUNGEN
10 bis 20 Atemzüge

AUFMERKSAMKEIT
Die Aufmerksamkeit liegt auf der Atmung und der Bewegung, die dabei im Körper entsteht.

ACHTUNG!
Versuch den Bauch ganz ruhig zu halten, damit sich nur der Brustkorb bewegt und weitet.

WIRKUNG
Diese Übung macht dir bewusst, wie du atmest und wie sich dein Körper bewegt.

❸ Schlüsselbeinatmung

Atme so ein, dass sich Schlüsselbeine und Schultern leicht nach oben bewegen. Beim Ausatmen senken sich Schultern und Schlüsselbeine wieder. Bauch und Brust bleiben so ruhig wie möglich. Nur die Schultern und Schlüsselbeine bewegen sich.

WIEDERHOLUNGEN
Ein paar Mal, um die Bewegung und diese Art der Atmung kennenzulernen.

AUFMERKSAMKEIT
Die Aufmerksamkeit liegt auf der Atmung und der Bewegung, die dabei im Körper entsteht.

ACHTUNG!
Versuch wirklich nur Schlüsselbeine und Schultern zu bewegen und Bauch und Brust ruhig zu halten. Diese Übung kannst du nur kurz durchführen, sie bringt nicht sehr viel Luft in deine Lungen.

WIRKUNG
Die Wirkung ist nur gering, weil in diesem begrenzten Bereich nicht viel Luft aufgenommen werden kann. Sie macht dir bewusst, wie du atmest und wie du deine Atmung einsetzt.

④ Vollständige Atmung – die drei Teile zusammensetzen

Eine Kombination der drei Atemmöglichkeiten führt zu einer optimalen Aufnahme frischer Luft beim Einatmen und zu einem maximalen Abtransport verbrauchter Luft beim Ausatmen.

Zunächst atmest du ruhig mit dem untersten Teil deiner Lungen ein, sodass sich der Bauch hebt. Dann atmest du weiter ein, so kann sich der mittlere Teil deiner Lungen entfalten und die Brust sich weiten. Und zum Schluss füllst du den obersten Teil deiner Lungen mit Luft, damit sich Schlüsselbeine und Schultern heben.

Der gesamte Vorgang des Einatmens sollte eine fließende Bewegung ohne Pausen zwischen den einzelnen Stadien sein. Atme ohne Anstrengung, Rucken oder Luftschnappen ein.

Danach atmest du ruhig wieder aus. Zuerst senken sich Schultern und Schlüsselbeine, dann die Brust und schließlich der Bauch. Dabei kannst du deinen gesamten Körper ein wenig in sich zusammensinken lassen.

Atme so weit wie möglich aus, ohne dich anzustrengen. Auch das Ausatmen sollte in einer ruhigen, fließenden Bewegung geschehen, ohne Rucken oder Luftschnappen. Halte den Atem nach jedem Ein- und Ausatmen ein oder zwei Sekunden an.

WIEDERHOLUNGEN

Am ersten Tag fünf Wiederholungen ohne Anstrengung. Danach jeden Tag zwei Atemzüge mehr, bis du die Übung bis zu zehn Minuten lang machen kannst. Oder eben so lange, wie du Zeit hast.

AUFMERKSAMKEIT

Die Aufmerksamkeit liegt auf der Atmung und der Bewegung, die dabei im Körper entsteht.

ACHTUNG!
Atme so tief und ruhig wie möglich ein. Wenn du deinen Atem etwas besser kennengelernt hast, wirst du feststellen, dass du beim Einatmen bald mehr Luft in die Lungen bekommst und beim Ausatmen die Lungen besser entleerst.

Bleib entspannt. Einige können diese Übung sofort, andere brauchen sehr lange, bis es klappt. Nimm dir genau die Zeit, die du brauchst.

Man kann nicht ständig seine Atmung kontrollieren. Zehn Minuten pro Tag sind genug. Deine natürliche Atmung verändert sich dabei ganz von selbst, und du wirst im Laufe der Zeit automatisch tiefer atmen.

WIRKUNG
Diese Übung trainiert und fördert die Nutzung der Lungenkapazität. Sie erhöht die Beweglichkeit und stimuliert die inneren Organe, steigert die Sauerstoffaufnahme und die Ausscheidung von Kohlendioxid. Und sie sorgt für Entspannung und Beruhigung im ganzen Körper und stärkt die Konzentration und das Dasein im Hier und Jetzt. Tiefe, ruhige Atemmuster haben insgesamt eine positive Wirkung auf den Körper.

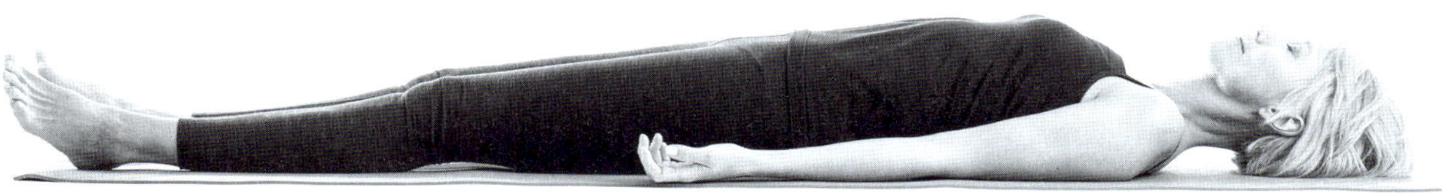

Entspannung für Körper und Geist

Im Yoga heißt es, Entspannung sorgt für Willens- und Entschlusskraft. Anspannung dagegen führt zu einer Verschwendung von Energie und einer Zerstreuung der Aufmerksamkeit in alle Richtungen.

Das Gegenteil von Entspannung ist Anspannung. Wenn wir die Muskeln anspannen, entsteht Spannung im Körper. Vielleicht ballst du unbewusst die Fäuste, beißt die Zähne zusammen und schiebst den Unterkiefer vor, ziehst die Schultern hoch oder sitzt zu lange in einer ungünstigen Position.

Es gibt aber auch eine geistige Anspannung. Dann kreisen die Gedanken, kommen nicht zu Ende und wiederholen sich. Du bist nur noch mit dem beschäftigt, was sich in deinem Kopf abspielt, und verlierst deine Geistesgegenwart und Wachheit, sodass du deine Umgebung und das, was in dir selbst geschieht, nicht mehr wahrnehmen kannst. Oft wirkt sich das auch im Gemüt negativ aus, beispielsweise in Form von Ärger, Aggression oder einem Gefühl der Hoffnungslosigkeit, was wiederum körperliche Verspannungen zur Folge hat.

Man sollte meinen, dass man sich automatisch entspannt, wenn man schläft oder sich eine Zeitlang hinlegt. Aber viele wachen genauso erschöpft auf, wie sie sich hingelegt haben. Und der Grund dafür ist ein Mangel an Entspannung.

Einen entspannten Zustand erreichen wir, wenn wir die Anspannung im Körper loslassen und die Aktivität unserer Gedanken für eine Weile zur Ruhe kommen lassen. Dann entsteht auch Ruhe im Körper. Mit einigen einfachen Techniken kannst du lernen, dich besser zu entspannen.

Die Stellung „Ganz still liegen" und die Entspannungsübungen tauchen an verschiedenen Stellen in diesem Buch mit Variationen auf. Such dir die Entspannungsübung(en) aus, die dir am besten gefallen, und bau sie in dein Programm ein.

Du kannst die Entspannungsübungen auch nutzen, wenn du dich hinlegst, um zu schlafen oder dich auszuruhen. Sehr bald wirst du feststellen, dass du nach zehn Minuten auf diese Weise erholter bist als sonst nach mehreren Stunden oder sogar einer ganzen Nacht.

Wenn du willst, kannst du den Text zur Übung „Ganz still liegen" aufnehmen und während des Übens abspielen. Deine Stimme sollte beim Lesen so neutral wie möglich sein, ohne besondere Betonungen oder Dramatik.

Bei dieser Technik geht es vor allem darum, deinen Körper Stück für Stück zu beobachten. Es fällt nämlich schwer, die Faust zu ballen oder die Zähne zusammenzubeißen, wenn du erst mal deine Aufmerksamkeit darauf richtest. Indem du deine Aufmerksamkeit durch den gesamten Körper führst, merkst du, wo du dich anspannst, und hast die Möglichkeit, loszulassen.

Wenn du deinen ganzen Körper „durchgescannt" hast, richtest du deine Aufmerksamkeit auf deine natürliche Atmung und beobachtest sie.

Wenn du deine Aufmerksamkeit auf deinen Körper oder deinen Atem richtest, vergisst du für eine Zeitlang deine Gedanken. Du wirst aber feststellen, dass deine Gedanken und dein Geist sofort wieder da sind, wenn deine Konzentration auf das, was du tust, nachlässt. Das ist ganz normal. Um dich wieder zu dem zurückzuholen, was du gerade tust, schaust du den Gedanken oder die Ablenkung kurz an und wendest dich dann wieder der Konzentration auf deinen Atem oder den Durchgang durch deinen Körper zu.

Indem du deine Aufmerksamkeit und Konzentration so festhältst, finden Körper und Geist Ruhe: Du entspannst dich.

KURZES YOGA-PROGRAMM

(10 – 20 Minuten)

Dieses Programm kannst du danach einrichten, wie viel Zeit du hast und was du erreichen willst. Beginne und beende das Programm, indem du ganz still liegst und atmest.

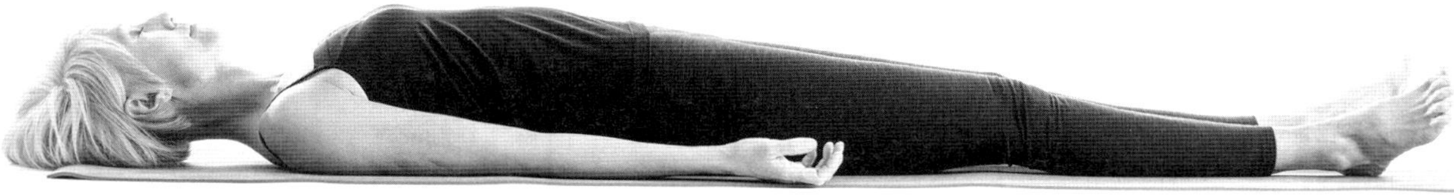

Ganz still liegen

STELLUNG
Auf dem Rücken liegen, die Arme zu beiden Seiten in einem natürlichen Winkel von den Schultern, etwa 15 cm vom Körper entfernt. Die Handflächen nach oben, die Beine ausgestreckt und leicht voneinander entfernt.
Das Kinn leicht zur Brust ziehen, sodass der Nacken gerade ist. Der Hinterkopf liegt auf.
Augen schließen.

DAUER
1 bis 4 Minuten

ATMUNG
Natürlich atmen. Am Ende, bevor du mit dem Rest des Programms beginnst, nimmst du 5 bis 10 tiefe, vollständige Atemzüge.

AUFMERKSAMKEIT
Die Aufmerksamkeit richtet sich auf den Körper. Spür nach, wie du auf der Matte liegst und wie ruhig dein Körper liegt. Spür, dass du einen ruhigen Körper hast, der sich nicht bewegt. Erlebe, wie es sich anfühlt, ganz still zu liegen, ohne sich zu bewegen.

ACHTUNG!
Versuche wirklich still zu liegen, ohne dich zu bewegen. Halte deine Aufmerksamkeit im Körper oder bei deinem Atem. Wenn ablenkende Gedanken aufkommen, schau sie kurz an und führe deine Aufmerksamkeit wieder zurück in deinen Körper.

WIRKUNG
Diese Übung entspannt und beruhigt den Körper und sammelt den Geist. Sie stärkt deine Fähigkeit, im Hier und Jetzt zu sein und dich zu konzentrieren.

Schaukel

STELLUNG
Leg dich auf den Rücken, die Arme an den Seiten, die Beine ausgestreckt.
Die Beine zur Brust anziehen und mit beiden Händen gleich unterhalb der Knie umfassen.
Der Kopf bleibt während der gesamten Übung auf der Matte liegen.
Mit anfangs noch sehr kleinen Bewegungen von einer Seite zur anderen schaukeln. Die Bewegungen sollten wirklich so klein sein, dass du sie kaum spürst. Nach einer Weile verstärkst du die Bewegung, bis du am Ende ganz auf der Seite landest und das jeweilige Knie die Matte berührt.

WIEDERHOLUNGEN
5 bis 15 Mal zu jeder Seite

ATMUNG
Natürliche Atmung

AUFMERKSAMKEIT
Achte darauf, wie es sich anfühlt, die Übung ganz vorsichtig zu beginnen und dann zu steigern. Finde den Balancepunkt, bevor du ganz auf die Seite kippst.

ACHTUNG!
Der Kopf bleibt während der gesamten Übung auf der Matte, folgt aber der Bewegung des Körpers zur Seite.

WIRKUNG
Massiert den Rücken, den Po und die Hüften

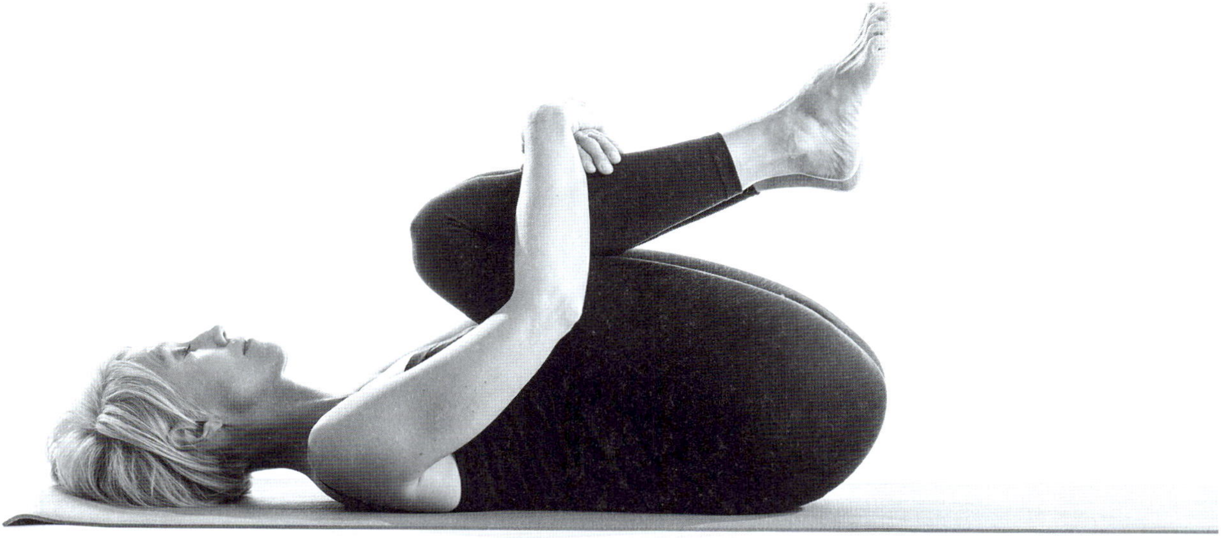

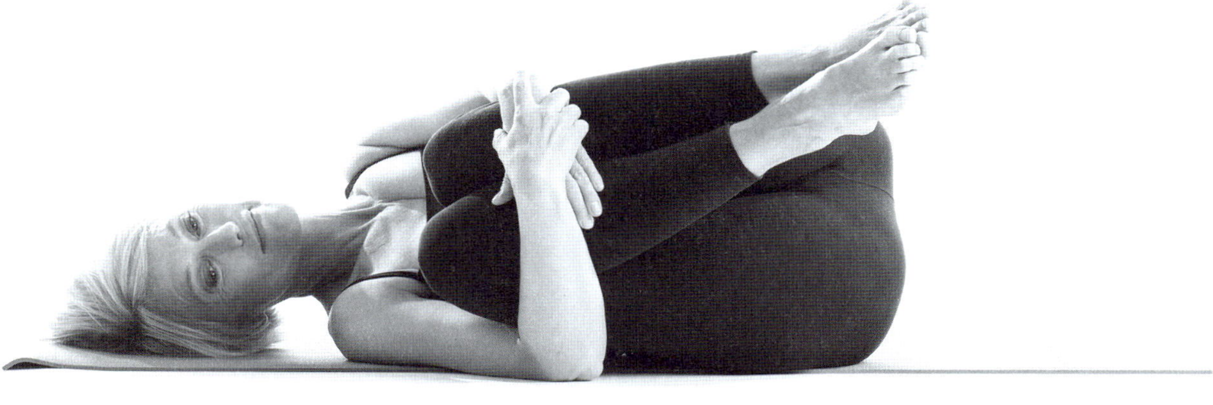

Rolle

STELLUNG

Leg dich auf den Rücken, die Arme neben dem Körper und die Beine ausgestreckt.
Die Beine zur Brust anziehen und mit beiden Händen gleich unterhalb der Knie umfassen.
Den Kopf zu den Knien hochziehen.
Ganz ruhig und zunächst mit kleinen Bewegungen vor und zurück rollen. Nach einer Weile die Bewegung verstärken, sodass du über das gesamte Rückgrat rollst. Vielleicht kommst du sogar ganz zum Sitzen hoch und beim Zurückrollen bis zum Schulterstand.

WIEDERHOLUNGEN

10 bis 20 Mal in jede Richtung

ATMUNG

Natürliche Atmung

AUFMERKSAMKEIT

Die Aufmerksamkeit richtet sich auf das Rückgrat und die allmähliche Verstärkung der Übung.

ACHTUNG!

Leg dir eine Decke auf die Matte, wenn die Rollbewegung deinem Rücken wehtut. Beim Rollen bleibt der Kopf mit nach vorn eingerollt.

WIRKUNG

Massiert Rücken, Po und Hüften

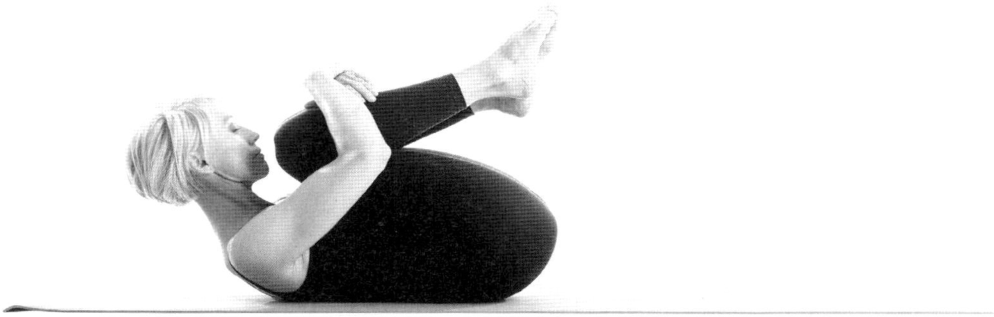

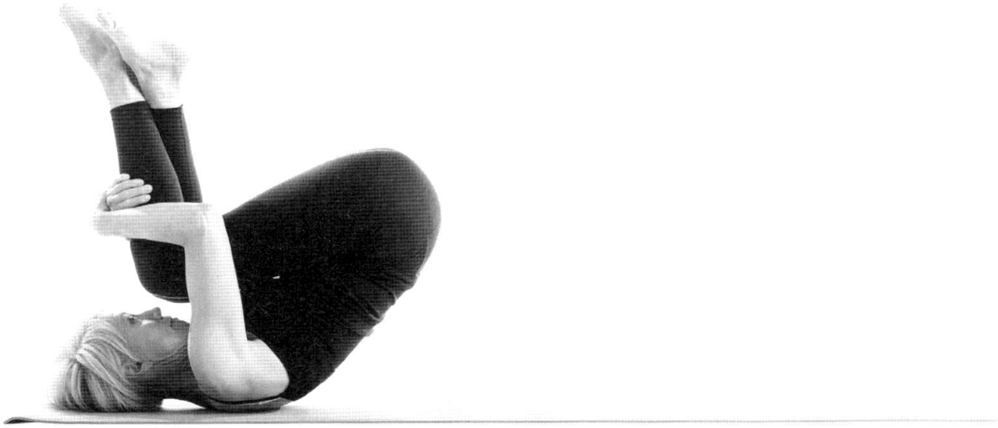

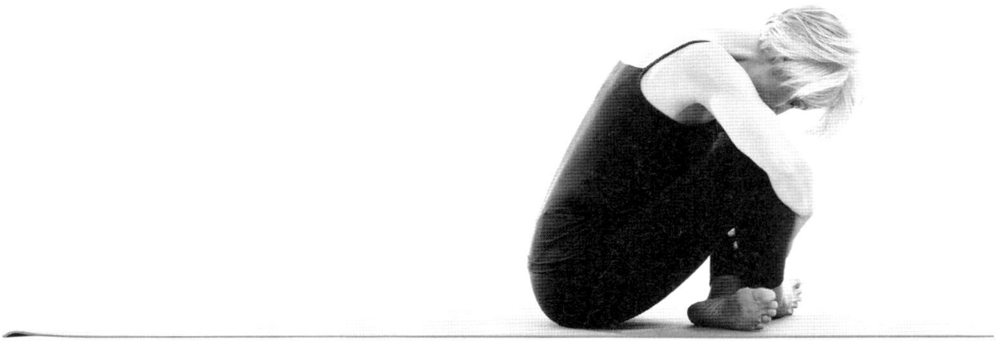

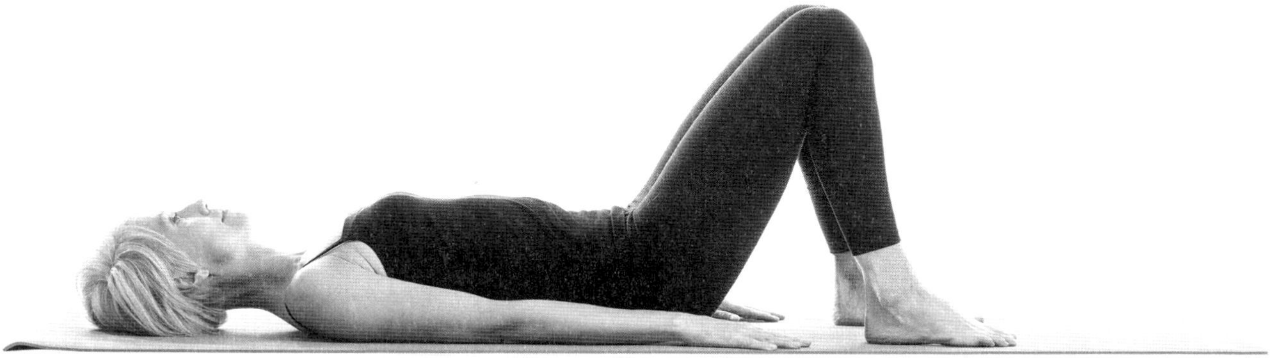

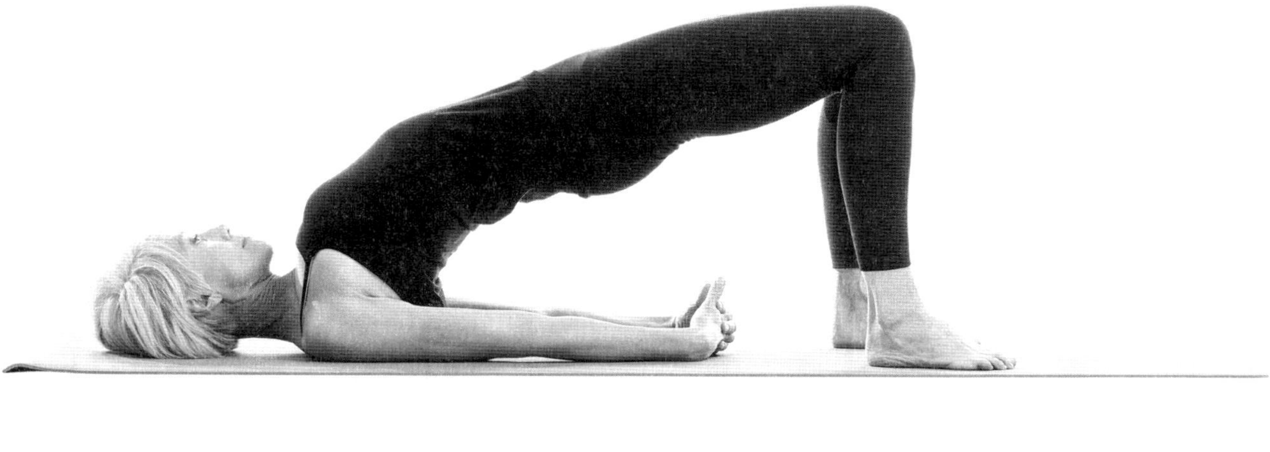

Schulterstand

STELLUNG

Leg dich auf den Rücken, die Arme an den Seiten, die Beine ausgestreckt.
Die Beine aufstellen und die Fußsohlen so dicht an den Po ziehen wie möglich.
Etwas Zwischenraum zwischen den Füßen lassen.
Die Zehen zeigen nach vorn.
Hüften und Rücken so anheben, dass du nur noch auf Schultern, Armen und Füßen stehst.
Das Kinn zur Brust anziehen.
Die Arme können liegen bleiben, oder du kannst die Hände unter dem Rücken oder Po falten. Oder du umfasst deine Fußknöchel.
Bleib kurz in dieser Stellung und lass deinen Rücken und die Hüften dann ruhig wieder nach unten sinken.

WIEDERHOLUNGEN

5 bis 10 Mal

ATMUNG

Alternative 1

Natürliche Atmung

Alternative 2

Beim Heben einatmen, den Atem in der Stellung so lange anhalten, wie es sich gut anfühlt, beim Senken ausatmen.

Alternative 3

Einatmen und dann heben. Während des Haltens natürlich weiteratmen und bis 20 zählen. Dann ruhig absenken.

AUFMERKSAMKEIT

Die Aufmerksamkeit richtet sich auf den Rücken, den Po, die Oberschenkel und den Atem.

ACHTUNG!

Die Knie sollten stabil und parallel stehen, nicht nach außen oder nach innen kippen.

WIRKUNG

Diese Übung lindert Rückenprobleme und hilft gegen runde Schultern. Die inneren Organe werden massiert, der Unterleib entlastet und die Verdauung gefördert. Verstärkt die Blutzirkulation im Beckenbereich.

Universalstellung

STELLUNG
Leg dich auf den Rücken, die Arme an den Seiten, die Beine ausgestreckt und zusammen.
Dann etwas nach links drehen.
Die linke Fußsohle auf das rechte Knie stellen. Das rechte Bein bleibt gestreckt auf der Matte.
Die rechte Hand aufs linke Knie legen.
Jetzt zur rechten Seite drehen, bis das aufgestellte Knie so weit wie möglich Richtung Boden kommt.
Den linken Arm im großen Bogen nach oben und hinten bewegen. Den Arm entspannen, sodass Schulter, Arm und Brust gedehnt werden.
Den Kopf zur Seite drehen und dem linken Arm nachschauen.
Ein Weilchen so liegen bleiben.
Dann langsam zurückkommen und Beine und Arme wieder ausstrecken.

Und nun dasselbe zur anderen Seite:
Auf dem Rücken liegen, die Arme an den Seiten, die Beine gestreckt und zusammen.
Dann etwas nach rechts drehen.
Die rechte Fußsohle aufs linke Knie stellen, das linke Bein bleibt ausgestreckt liegen.
Linke Hand aufs rechte Knie.
Nach links drehen, bis das aufgestellte Knie so weit wie möglich zum Boden kommt.
Den rechten Arm im großen Bogen nach oben und hinten bewegen. Den Arm entspannen, sodass Schulter, Arm und Brust gedehnt werden.
Dem rechten Arm nachschauen.
Eine Zeitlang in dieser Position bleiben, dann die Stellung langsam wieder auflösen; Arme und Beine strecken.

WIEDERHOLUNGEN
Je einmal zu jeder Seite, 1 bis 4 Minuten in der Stellung bleiben.

ATMUNG
Tiefe, vollständige Atmung. Den Atem nutzen, um den Körper loszulassen. Bei jedem Ausatmen hast du in dem kleinen Zwischenraum vor dem nächsten Einatmen Zeit, den Körper noch ein bisschen mehr loszulassen. Je mehr du das tust, desto tiefer kommst du natürlich in die Stellung hinein.

AUFMERKSAMKEIT
Die Aufmerksamkeit richtet sich auf den Atem und auf das Loslassen bei jedem Ausatmen.

ACHTUNG!
Wenn die Streckung im Arm zu stark wird, kannst du ihn ein bisschen beugen.
Lass das Gewicht des Körpers für dich arbeiten, ohne Druck auszuüben.
Wenn du in dieser Stellung ganz beweglich bist, liegen beide Schulterblätter und das Knie auf dem Boden.

WIRKUNG
Diese Übung streckt Rücken, Arme, Hüfte und Nacken. Die Schraubenbewegung des Rückgrats kann bei Rückenproblemen helfen und die Beweglichkeit der Wirbelsäule fördern. Regt die Verdauung an.

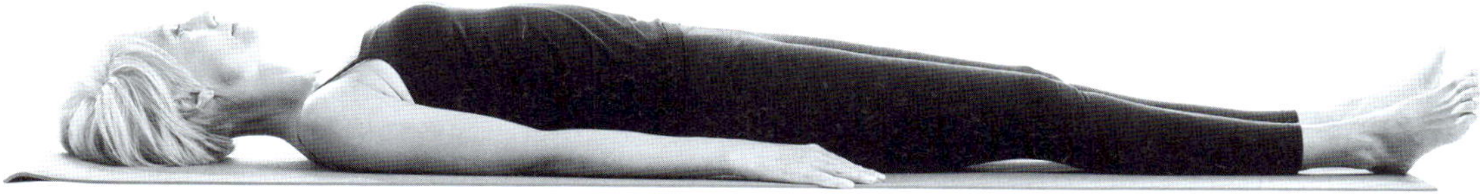

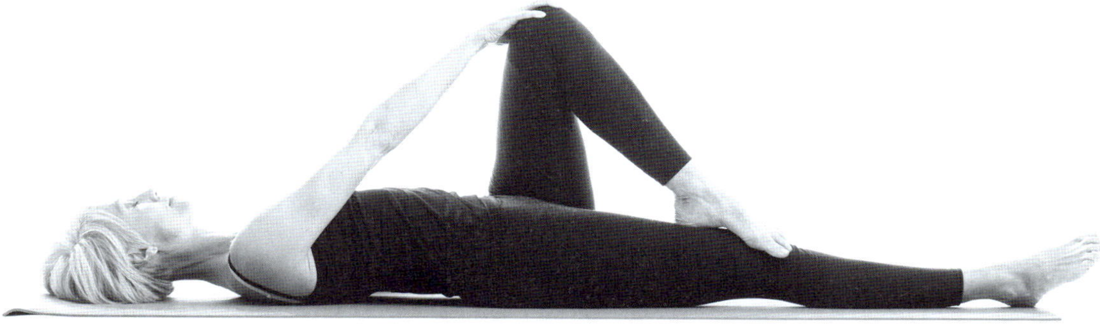

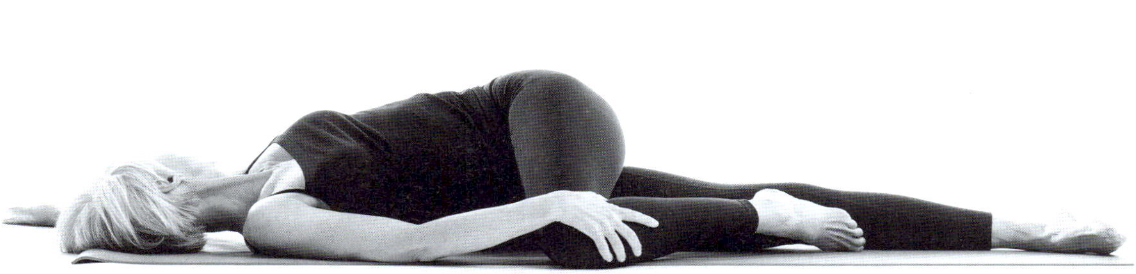

Ganz still liegen – kurze Form

STELLUNG
Leg dich auf den Rücken, die Arme an den Seiten mit einem natürlichen Winkel von den Schultern, etwa 15 cm vom Körper entfernt. Die Handflächen zeigen nach oben. Die Beine sind ausgestreckt und etwas voneinander entfernt.
Zieh das Kinn ganz leicht zur Brust, sodass der Nacken gerade ist. Der Hinterkopf liegt auf der Unterlage. Die Augen sind geschlossen.

DAUER
3 bis 5 Minuten

ATMUNG
Natürliche Atmung

AUFMERKSAMKEIT
Richte deine Aufmerksamkeit auf den Körper und nimm wahr, wie dein Körper auf der Unterlage ruht. Fühl die Kontaktpunkte, an denen der Körper den Boden berührt.
Jetzt richtest du deine Aufmerksamkeit auf verschiedene Stellen im Körper. Du kannst den Körperteilen nachspüren, an sie denken oder sie vor dir sehen.
Mit dem ganzen rechten Arm anfangen. Dann der linke Arm. Das ganze rechte Bein, das ganze linke Bein. Po, unterer Rücken, oberer Rücken, Schulterblätter, Nacken, Hinterkopf, ganzer Kopf und Gesicht. Hals, ganze Brust, Oberbauch, mittlerer Teil des Bauchs, Unterbauch, ganzer Unterleib. Dann beide Fußsohlen, beide Handflächen und ganze Hände, noch einmal der ganze Kopf und das Gesicht.
Richte deine Aufmerksamkeit jetzt auf den gesamten Körper und versuch, ihn im Ganzen zu spüren. Ein ganzer, zusammenhängender Körper.

Zum Schluss und um den Zustand der Entspannung zu verlassen, nimmst du die Aufmerksamkeit vom Körper weg und spürst bewusst auf der Matte liegend nach. Dann nimmst du den Raum um dich herum wahr und hörst auf die Geräusche in ihm.

Streck dich und öffne langsam die Augen.
Die Entspannungsübung ist beendet.

ACHTUNG!
Versuch während dieser Übung wirklich ganz still zu liegen und deinen Körper nicht zu bewegen. Halte die Aufmerksamkeit im Körper. Wenn deine Gedanken anfangen zu wandern, schau sie dir jeweils kurz an und richte deine Konzentration dann wieder auf deinen Körper oder auf deinen Atem.

WIRKUNG
Entspannt, beruhigt und mit dem Körper verbunden. Richte die Aufmerksamkeit nach innen. Stärke die Konzentration und die Fähigkeit, im Hier und Jetzt zu sein.

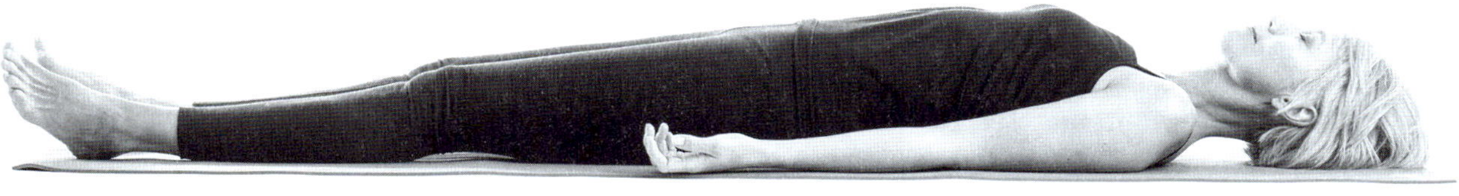

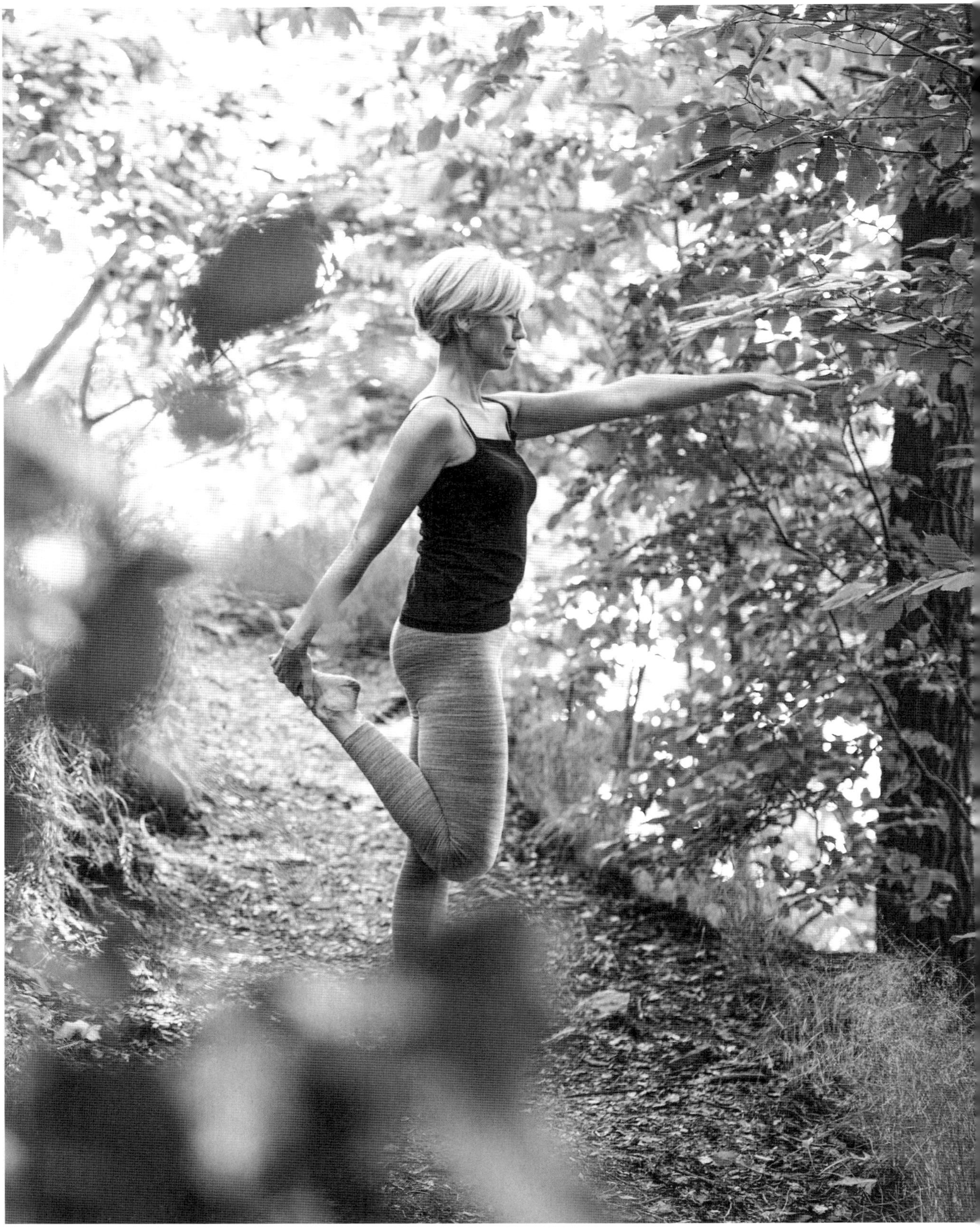

»Yoga kannst du überall und zu jeder Zeit üben, wann immer du dazu Gelegenheit hast.«

MITTLERES YOGA-PROGRAMM

(30 – 50 Minuten)

Das Programm nach der Universalstellung fortsetzen

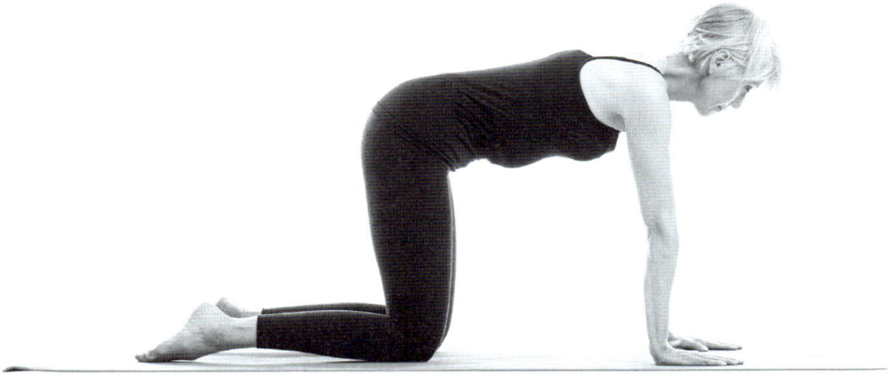

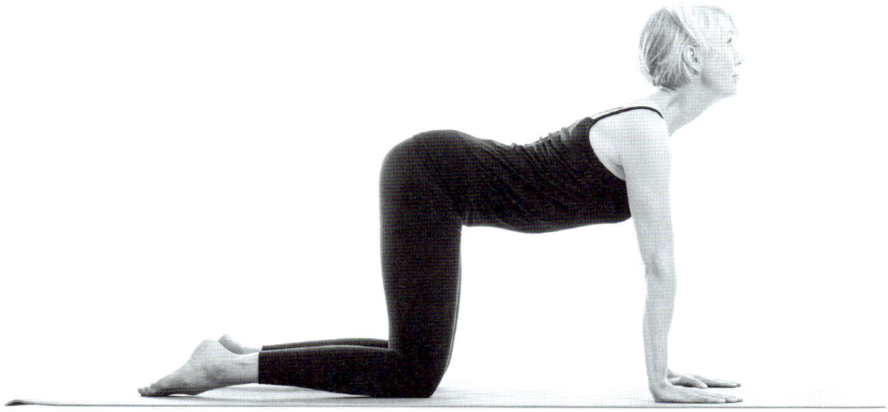

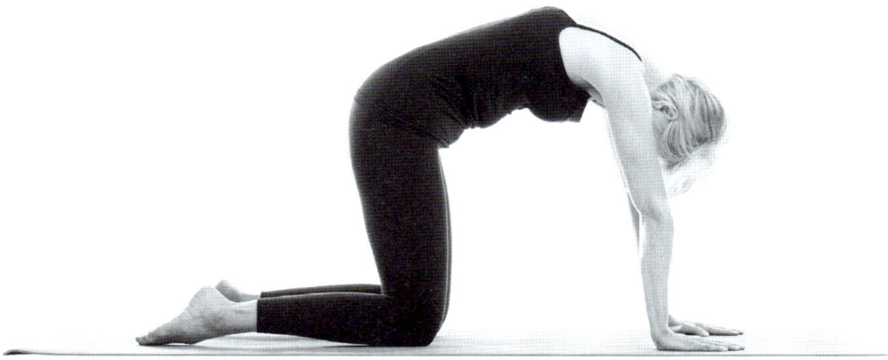

Katze

STELLUNG
Komm in den Vierfüßlerstand, die Handflächen und Knie auf der Matte. Die Arme sind gestreckt, die Hände direkt unter den Schultern und die Knie unter den Hüften.
Die Knie leicht voneinander entfernt halten.
Die Finger zeigen nach vorn.
Den Kopf heben und zur Decke schauen. Dabei gleichzeitig ein Hohlkreuz machen.
Kurz in der Stellung verharren.
Dann einen Buckel machen. Den Kopf sinken lassen und zum Nabel schauen, den Rücken rund machen und das Steißbein anziehen.
Kurz in der Stellung verharren.

WIEDERHOLUNGEN
Die ganze Bewegungsfolge 5 bis 10 Mal machen.

ATMUNG
Alternative 1
Natürliche Atmung
Alternative 2
Beim Hohlkreuz einatmen, in der Stellung Atem anhalten, beim Rundrücken ausatmen und wieder den Atem anhalten.

AUFMERKSAMKEIT
Die Aufmerksamkeit richtet sich auf den Atem und den koordinierten Bewegungsablauf.

ACHTUNG!
Arme und Körper müssen bei dieser Übung fest und stabil bleiben. Nicht nach vorn oder hinten schieben.

WIRKUNG
Diese Übung wärmt den ganzen Rücken auf. Sie fördert die Flexibilität und Beweglichkeit in Nacken, Rückgrat und Schultern.

Tiger

STELLUNG

Komm in den Vierfüßlerstand, die Handflächen und Knie auf der Matte. Die Arme sind gestreckt, die Hände direkt unter den Schultern, die Knie unter den Hüften.
Lass etwas Zwischenraum zwischen den Knien.
Die Finger zeigen nach vorn.
Das rechte Bein leicht gebeugt nach hinten strecken, ein Hohlkreuz machen und zur Decke schauen.
In dieser Stellung ein paar Sekunden verharren.
Das rechte Bein wieder anziehen bis unter den Körper, dabei gleichzeitig das Kinn zur Brust führen und einen Buckel machen. Knie und Stirn sollten sich möglichst nah kommen.
In dieser Stellung wieder ein paar Sekunden verharren.

WIEDERHOLUNGEN

Den ganzen Bewegungsablauf mit jedem Bein 5 bis 10 Mal machen.

ATMUNG

Natürliche Atmung. Du kannst beim Verharren in der Stellung den Atem kurz anhalten.

AUFMERKSAMKEIT

Die Aufmerksamkeit richtet sich auf den Atem und den koordinierten Bewegungsablauf.

ACHTUNG!

Den Körper bei dieser Übung stabil halten und nicht mit den Hüften zur Seite ausweichen.
Wenn du beim Verharren in der Stellung den Atem anhältst, achte darauf, dass du genug Luft hast, um die Bewegung ohne Anstrengung durchzuführen.

WIRKUNG

Fördert die Flexibilität und Beweglichkeit in Nacken, Rückgrat und Schultern. Stärkt die Muskulatur im Rücken und in den Beinen. Dehnt die Brust, Oberschenkel- und Bauchmuskulatur und die inneren Organe. Regt die Verdauung an.

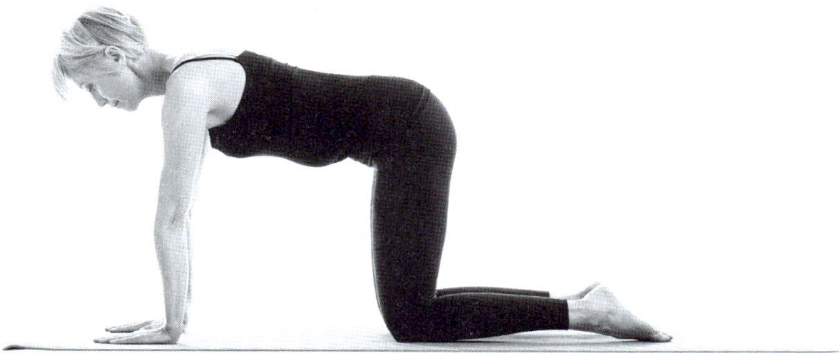

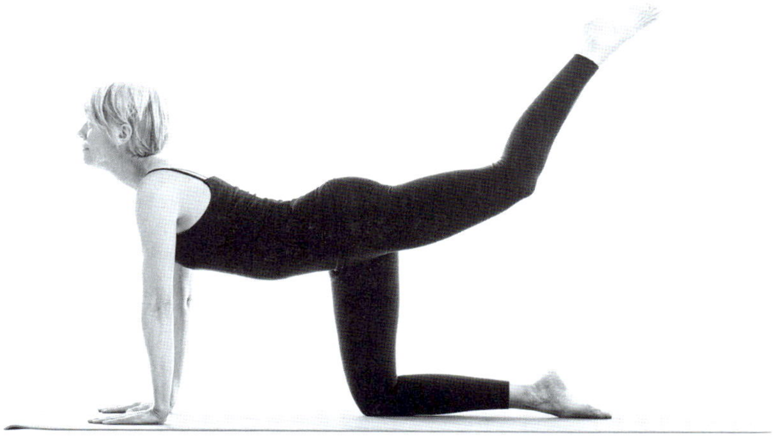

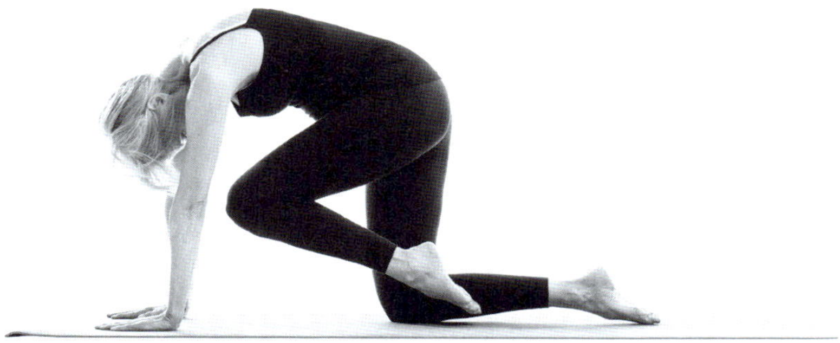

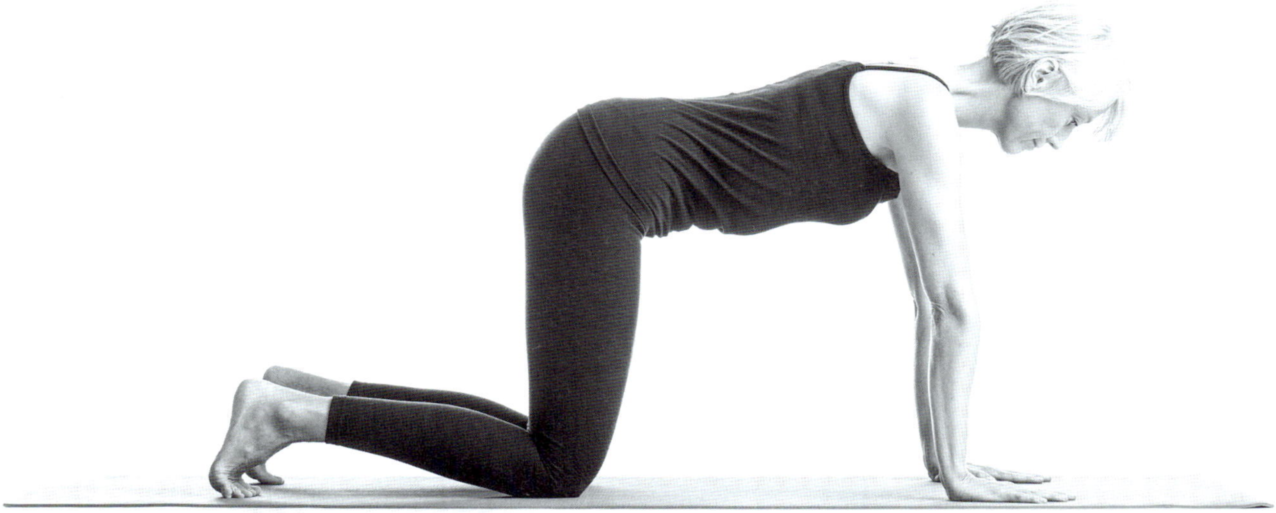

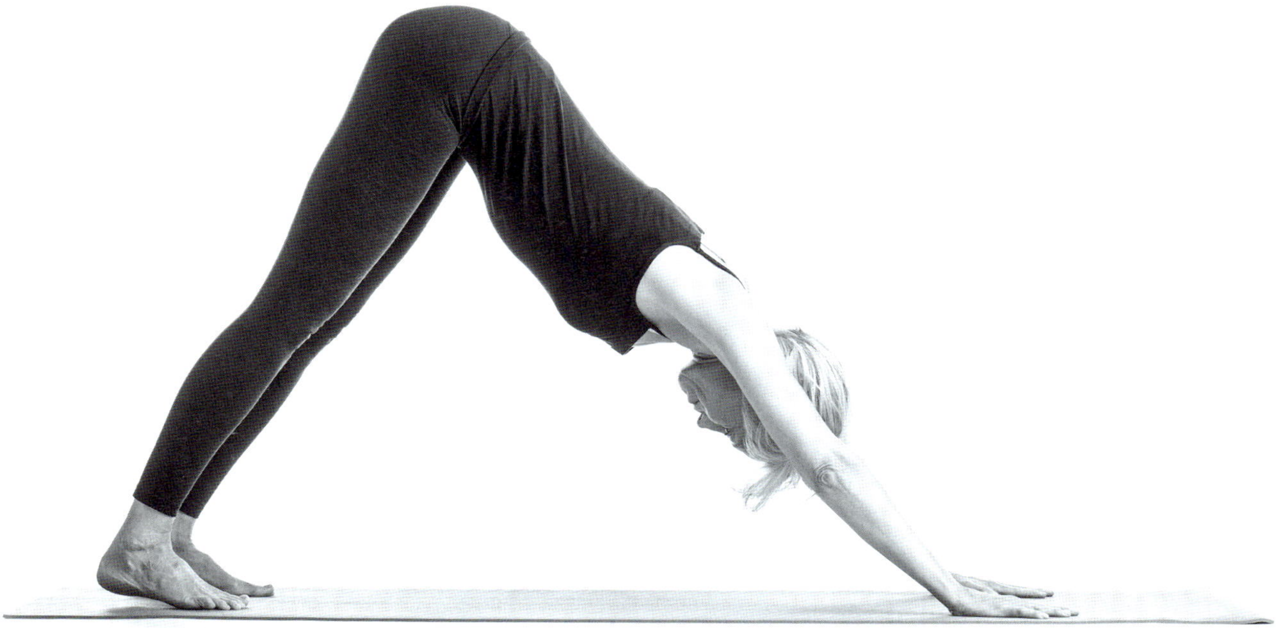

Berg

STELLUNG
Komm in den Vierfüßlerstand mit den Handflächen und Knien auf der Matte. Die Arme sind gestreckt, die Hände direkt unter den Schultern, die Knie direkt unter den Hüften. Lass etwas Zwischenraum zwischen den Knien.
Die Finger zeigen nach vorn.
Die Zehen in die Matte drücken.
Die Beine strecken und die Fersen in die Matte drücken.
Mit den Handflächen so abstützen und nach hinten schieben, dass der Po zur Decke zeigt.
Der Nacken bleibt gerade als Verlängerung des Rückens, sodass der Kopf weder nach oben noch nach unten ausweichen kann.
Die Knie wieder auf die Matte setzen, in den Fersensitz kommen und die Hände in den Schoß legen.

WIEDERHOLUNGEN
Den gesamten Bewegungsablauf 3 bis 5 Mal machen.

ATMUNG
Alternative 1
Natürliche Atmung
Alternative 2
Beim Strecken der Beine einatmen. Beim Aufsetzen der Fersen auf die Matte ausatmen. In der Stellung natürlich weiteratmen. Wenn du es schaffst, zehn natürliche Atemzüge machen. Beim Auflösen der Stellung natürlich weiteratmen.

AUFMERKSAMKEIT
Die Aufmerksamkeit richtet sich auf die Streckung in den Beinen, Schultern, Schulterblättern und im Rücken.

ACHTUNG!
Die Fersen langsam Richtung Boden drücken. Mit den ganzen Handflächen so abstützen, dass auch im oberen Rücken und in den Schultern eine Dehnung entsteht.

WIRKUNG
Diese Übung stärkt und dehnt die Muskeln in Armen und Beinen, Schultern und Rücken. Sie verstärkt die Durchblutung des Oberkörpers und schenkt so ein Gefühl der Wachheit und Konzentration.

Kind

STELLUNG

Setz dich in den Diamantsitz (Fersensitz) und lass etwas Zwischenraum zwischen deinen Knien. Die großen Zehen berühren sich, die Fersen zeigen nach außen, sodass die Fußsohlen eine Schale für den Po bilden. Setz dich in diese Schale, wenn möglich.
Die Arme über dem Kopf ausstrecken und mit schulterbreitem Abstand gestreckt halten.
Nach vorn beugen; Arme und Stirn auf die Matte legen. Der Po bleibt so nah an den Fersen wie möglich.
Die Arme etwas anziehen, sodass Ellbogen und Unterarme auf der Matte liegen.
Diese Stellung 1 bis 4 Minuten halten.
Um die Stellung aufzulösen, die Arme wieder in die Höhe strecken und in den Diamantsitz zurückkehren. Die Arme senken, die Hände auf die Oberschenkel legen.

WIEDERHOLUNGEN

1 Mal; in der liegenden Position 1 bis 4 Minuten bleiben.

ATMUNG

Alternative 1
Natürliche Atmung
Alternative 2
Beim Hochstrecken der Arme einatmen, beim Absenken ausatmen. Natürliche Atmung in der liegenden Position. Beim Aufrichten einatmen, beim Senken der Arme und Ablegen der Hände ausatmen.

AUFMERKSAMKEIT

Die Aufmerksamkeit und Konzentration richten sich auf Rücken, Schultern und Arme.

ACHTUNG!

Sorg dafür, dass dein Po so weit unten bleibt wie möglich. Etwas Zwischenraum zwischen den Knien und Oberschenkeln bringt genug Platz für den Bauch.

WIRKUNG

Die Übung streckt und entlastet Schultern und Rücken. Außerdem wirkt sie beruhigend.

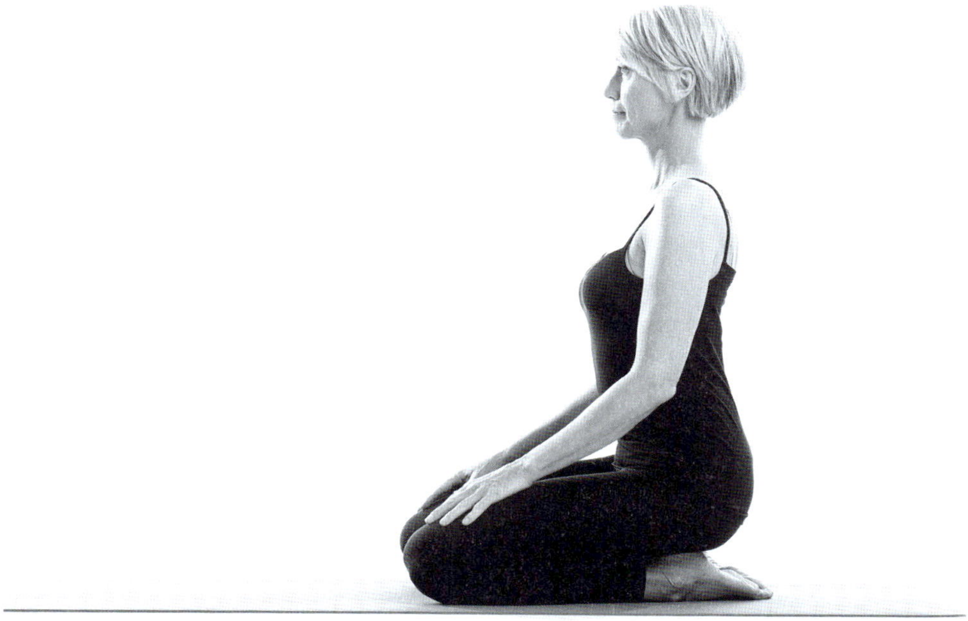

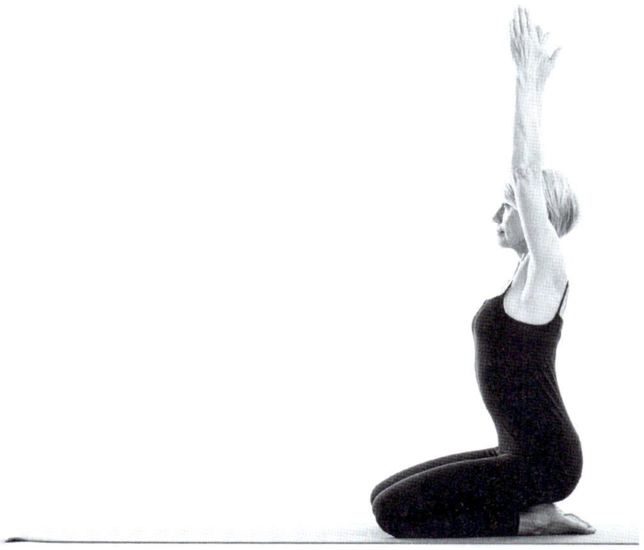

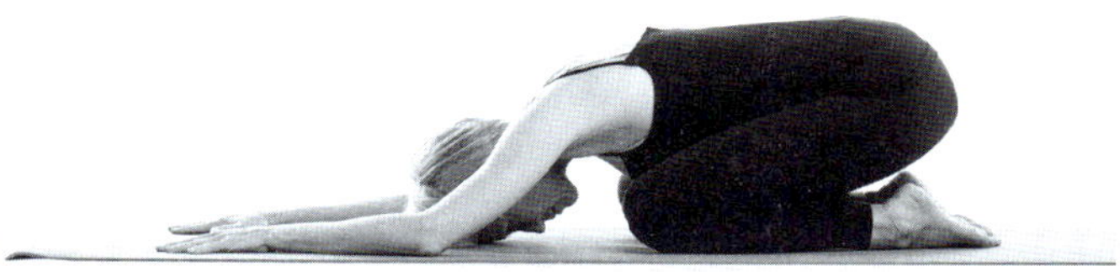

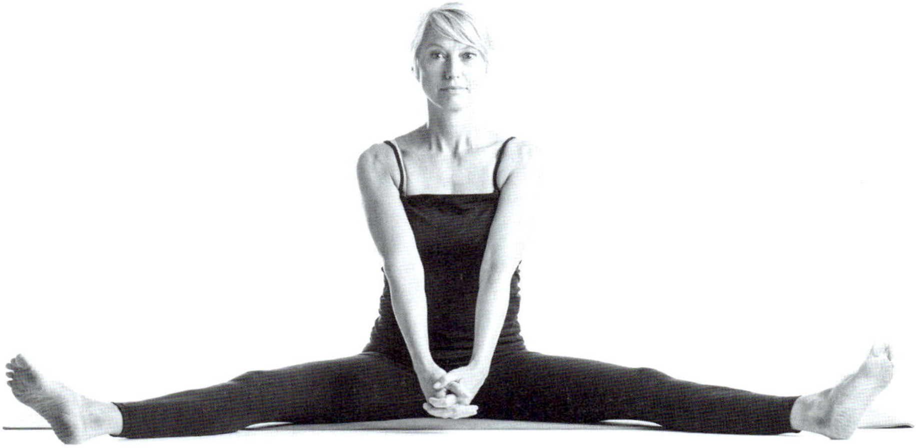

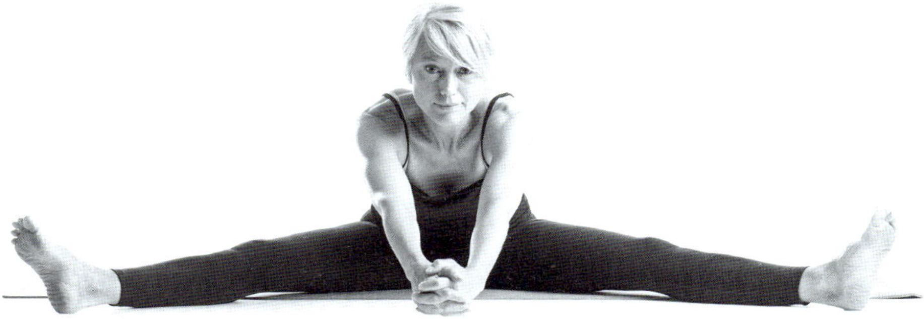

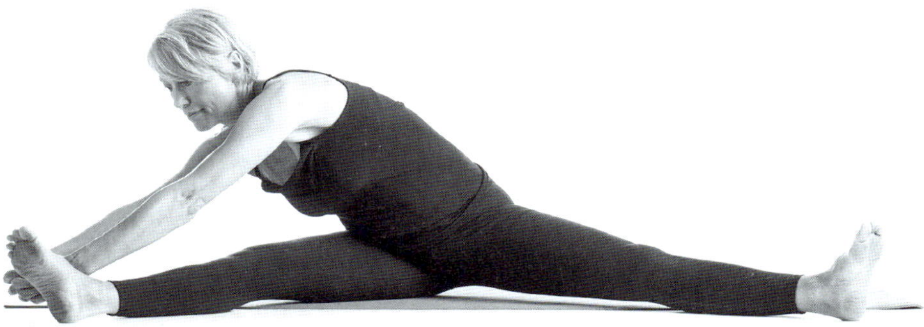

Mühle

STELLUNG
Setz dich mit geradem Rücken und gestreckten, gegrätschten Beinen auf die Matte.
Die Hände falten, die Arme gerade vor der Brust ausstrecken. Stell dir vor, du willst während dieser Übung in einem riesengroßen Kochtopf rühren.
Mit den gefalteten Händen die Kreisbewegung beginnen, indem du so weit wie möglich über das rechte Bein hinwegfährst.
Dann nach vorn beugen und die Arme so weit wie möglich nach vorn ausstrecken.
Zum linken Bein hinübergehen, immer noch in einem riesengroßen Kreis.
Zurücklehnen und von hinten wieder zum rechten Bein kommen. Den nächsten Kreis beginnen.

WIEDERHOLUNGEN
In jeder Richtung 5 bis 10 Kreise

ATMUNG
Alternative 1
Natürliche Atmung
Alternative 2
Beim Vorwärtsbewegen einatmen, beim Zurücklehnen ausatmen

AUFMERKSAMKEIT
Die Aufmerksamkeit richtet sich auf den Atem und die Bewegung in Rücken und Becken.

ACHTUNG!
Halt die Arme während der ganzen Übung brusthoch ausgestreckt. Mach die Kreise so groß wie möglich.

WIRKUNG
Diese Übung stärkt die Muskeln und die Beweglichkeit im unteren Rücken und im Becken. Außerdem kräftigt sie die Bauchmuskulatur und regt die Verdauung an.

Einfache Rückendrehung

STELLUNG

Setz dich mit geradem Rücken und gestreckten, gegrätschten Beinen auf die Matte.
Die rechte Hand aufs linke Knie legen, eventuell auch auf den Unterschenkel.
Den linken Arm leicht schräg nach hinten ausstrecken.
Den Kopf drehen und dem linken Arm nachschauen.
Das Kinn leicht zur Brust ziehen, damit der Nacken gerade bleibt.
Ein paar Sekunden in dieser Stellung bleiben, dann den Arm senken und die Drehung auflösen.
Auf die gleiche Weise zur anderen Seite drehen.

WIEDERHOLUNGEN

10 bis 20 Mal zu jeder Seite

ATMUNG

Alternative 1
Natürliche Atmung
Alternative 2
Beim Ausstrecken des Armes einatmen, in der Stellung die Luft anhalten, beim Auflösen der Drehung ausatmen.

AUFMERKSAMKEIT

Die Aufmerksamkeit richtet sich auf die Drehung im Rücken und die Dehnung des Armes. Wenn du dich auf deinen Atem konzentrierst, fördert das die Koordination von Atmung und Drehung. Du wirst spüren, dass du bei jeder Wiederholung etwas tiefer in die Drehung hineinkommst.

ACHTUNG!

Der Rücken und der Nacken sollten während der gesamten Übung gerade bleiben. Setz dich gut auf deine Sitzhöcker. Wenn nötig, leg dir ein Kissen oder eine zusammengefaltete Decke unter den Po.
Der schräg nach hinten ausgestreckte Arm sollte wirklich ganz gestreckt sein. Der Kopf darf nicht nach vorn oder hinten kippen. Zieh das Kinn leicht zur Brust, damit der Nacken gerade bleibt. Die Schultern unten lassen.

WIRKUNG

Diese Übung stärkt die Rückenmuskulatur und verbessert die Beweglichkeit von Rücken, Nacken und Schultern.

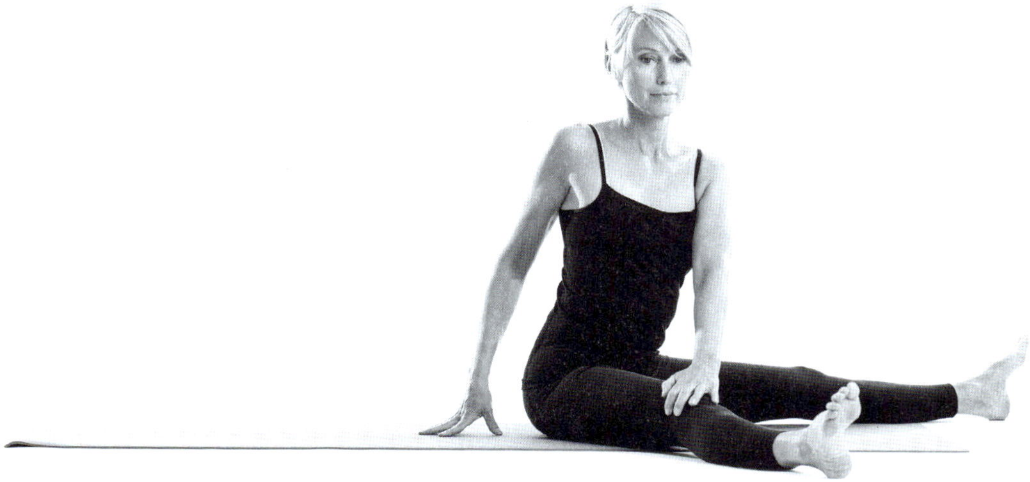

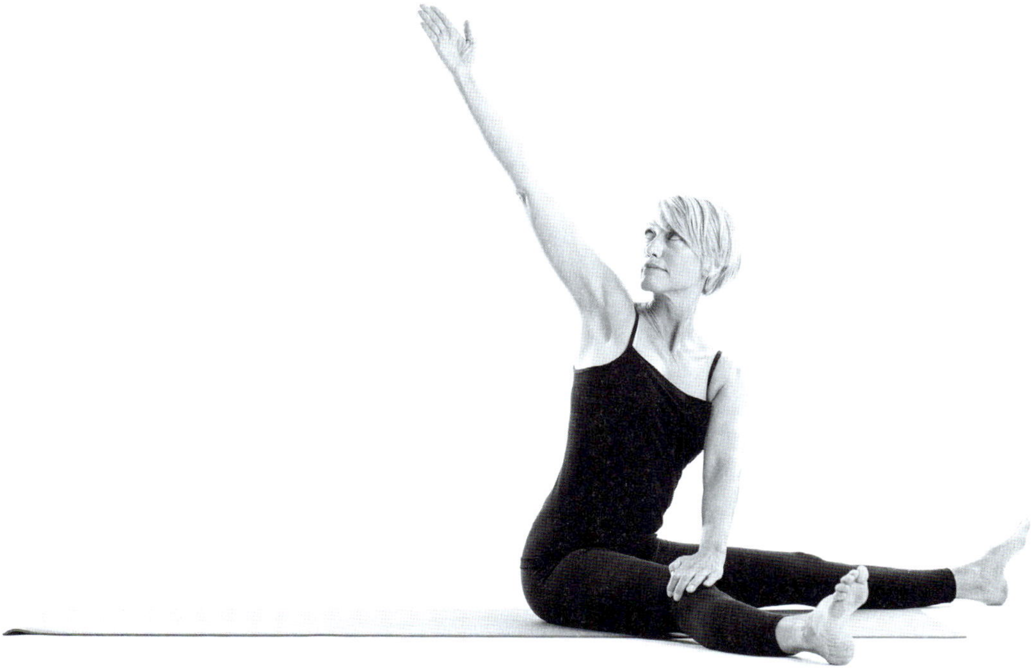

Schmetterling

STELLUNG
Setz dich mit geradem Rücken auf die Matte.
Die Fußsohlen aneinanderlegen und die Fersen so nah wie möglich an den Körper ziehen. Die Knie fallen zur Seite.
Die Füße mit beiden Händen umfassen.
Mit den Knien auf und nieder wippen.

WIEDERHOLUNGEN
20 bis 30 Mal

ATMUNG
Natürliche Atmung

AUFMERKSAMKEIT
Die Aufmerksamkeit richtet sich auf die Bewegung der Hüften.

ACHTUNG!
Lass den Rücken gerade. Du solltest gut auf den Sitzhöckern sitzen; wenn nötig, leg dir ein Kissen oder eine zusammengefaltete Decke unter.

WIRKUNG
Diese Übung verbessert die Beweglichkeit der Hüften und ist eine gute Vorbereitung für den Schneidersitz.

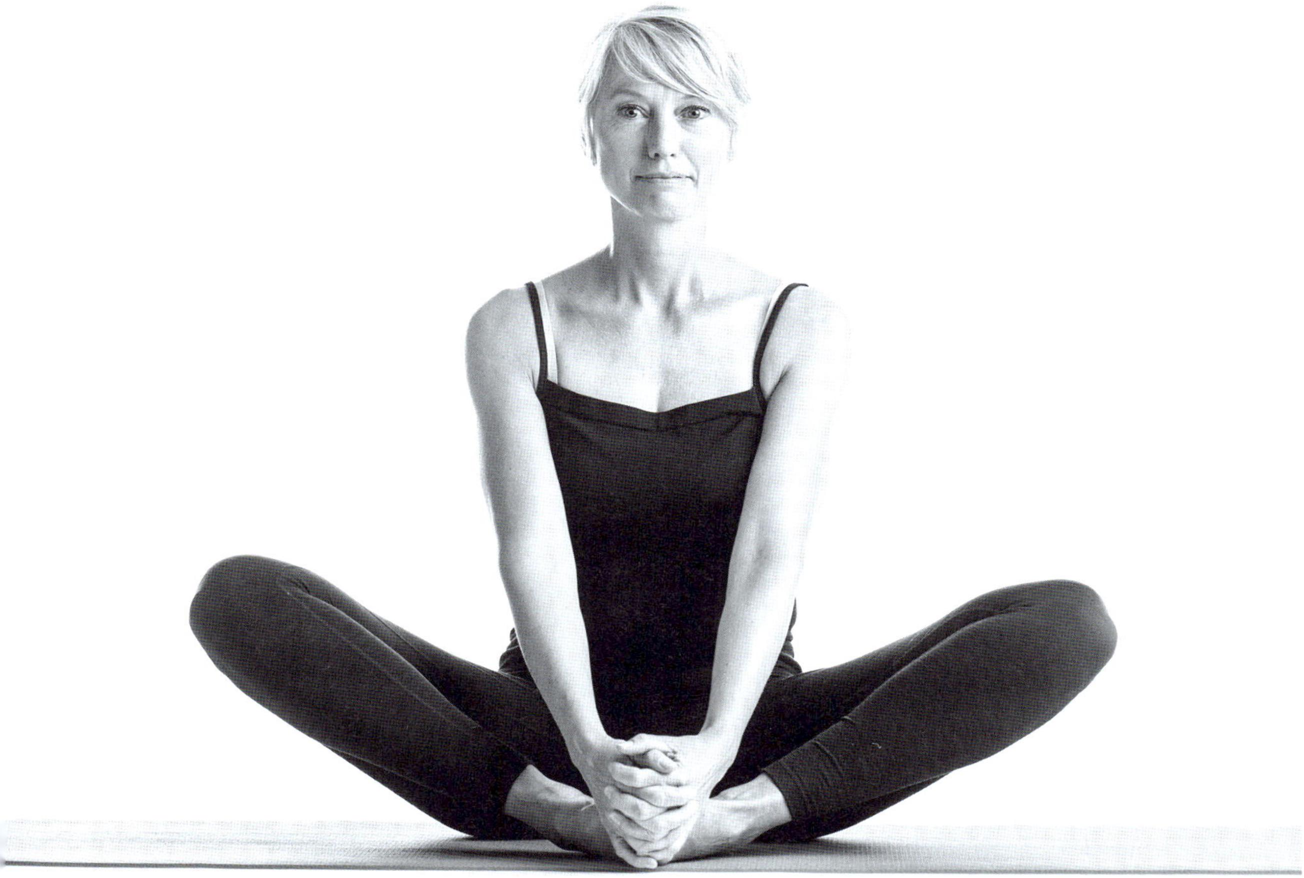

Ganz still liegen mit Body-Scan – medium

STELLUNG
Leg dich auf den Rücken, die Arme an den Seiten in einem natürlichen Winkel von den Schultern, etwa 15 cm vom Körper entfernt. Die Handflächen zeigen nach oben. Die Beine sind ausgestreckt und etwas voneinander entfernt.

Zieh das Kinn ganz leicht zur Brust, sodass der Nacken gerade ist. Der Hinterkopf liegt auf der Unterlage. Die Augen sind geschlossen.

DAUER
10 bis 20 Minuten

ATMUNG
Natürliche Atmung

AUFMERKSAMKEIT
Richte deine Aufmerksamkeit auf den Körper und nimm wahr, wie dein Körper auf der Unterlage ruht. Fühl die Kontaktpunkte, an denen der Körper den Boden berührt.

Jetzt richtest du deine Aufmerksamkeit auf verschiedene Stellen im Körper. Du kannst den Körperteilen nachspüren, an sie denken oder sie vor dir sehen. Mit den Fingern der rechten Hand anfangen, dann mit der Handfläche, dem Handgelenk, Unterarm, Oberarm, Achselhöhle, Schulter fortfahren. Die rechte Körperseite, Oberschenkel, Knie, Unterschenkel, Ferse, Fuß und alle Zehen des rechten Fußes.
Geh mit der Aufmerksamkeit zur linken Seite über. Die Finger der linken Hand, die Handfläche, das Handgelenk, Unterarm, Oberarm, Achselhöhle, Schulter, linke Körperseite, Oberschenkel, Knie, Unterschenkel, Ferse, Fuß und alle Zehen.

Richte deine Aufmerksamkeit jetzt auf die rechte Pobacke, die linke Pobacke, die rechte Seite des Rückens, die linke Seite des Rückens, das rechte Schulterblatt, das linke Schulterblatt, den Nacken, den Kopf, das Gesicht. Es folgen Hals, rechtes Schlüsselbein, linkes Schlüsselbein, rechte Brustseite, linke Brustseite, der ganze Brustkorb, Oberbauch, Nabel, Unterbauch und der Unterleib.

Richte deine Aufmerksamkeit jetzt auf das gesamte rechte Bein, dann auf das linke Bein, den ganzen rechten Arm, den ganzen linken Arm und schließlich auf Kopf und Gesicht.
Richte deine Aufmerksamkeit auf den gesamten Körper und versuch, ihn im Ganzen zu spüren. Ein ganzer, zusammenhängender Körper.

Zum Schluss und um den Zustand der Entspannung zu verlassen, nimmst du die Aufmerksamkeit

vom Körper weg und spürst bewusst auf der Matte liegend nach. Dann nimmst du den Raum wahr, in dem du liegst, und hörst auf die Geräusche um dich herum.
Streck dich und öffne langsam die Augen.
Die Entspannungsübung ist beendet.

ACHTUNG!

Versuch während dieser Übung wirklich ganz still zu liegen und deinen Körper nicht zu bewegen. Halte die Aufmerksamkeit im Körper. Wenn Gedanken aufkommen, schau sie dir kurz an und richte deine Konzentration dann wieder auf deinen Körper oder auf deinen Atem.

WIRKUNG

Entspannt, beruhigt und sammelt den Körper. Richtet die Aufmerksamkeit nach innen. Stärkt die Konzentration und die Fähigkeit, im Hier und Jetzt zu sein.

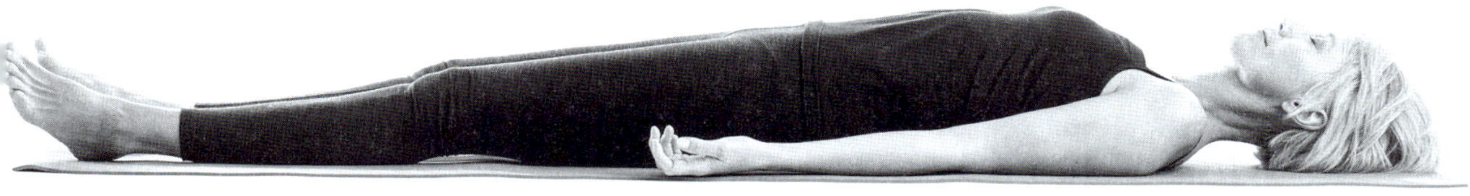

LANGES YOGA-PROGRAMM

(60 – 90 Minuten)

Das Programm nach dem Schmetterling fortsetzen

Schulterrolle

STELLUNG

Stell dich auf die Matte oder den Boden. Die ganze Fußsohle aufsetzen, etwas Zwischenraum zwischen den Füßen lassen.
Die Fingerspitzen der rechten Hand auf die rechte Schulter, die Fingerspitzen der linken Hand auf die linke Schulter setzen. Während der gesamten Übung bleiben die Finger auf den Schultern.
Große Kreise beschreiben, indem die Ellbogen nach vorn und unten vor den Körper geführt werden, bis sich die Ellbogen berühren. Dann nach oben führen, wobei die Ellbogen möglichst lange zusammenbleiben sollten. Die Ellbogen wieder trennen und weiter nach oben führen, vorbei am Gesicht und am Kopf. Dann nach hinten und wieder nach unten.
Ruhige, große Kreise beschreiben, so groß wie möglich.
Die Bewegung in die andere Richtung machen, also die Ellbogen erst nach hinten, dann über den Kopf vor den Körper. Und so weiter.

WIEDERHOLUNGEN

5 bis 10 Mal in jede Richtung

ATMUNG

Alternative 1
Natürliche Atmung
Alternative 2
Einatmen, wenn die Ellbogen vor dem Körper nach oben geführt werden. Ausatmen, wenn die Ellbogen nach unten geführt werden.

AUFMERKSAMKEIT

Die Aufmerksamkeit richtet sich auf den Atem, auf das Zählen der Kreise und auf die Bewegung im Schultergürtel.

ACHTUNG!

Die Bewegung sollte so langsam wie möglich ausgeführt werden, damit du die Kreise richtig groß machen kannst.

WIRKUNG

Diese Übung löst Verspannungen und fördert die Beweglichkeit im Schulterbereich. Außerdem verbessert sie die Durchblutung im oberen Rücken und Nacken.

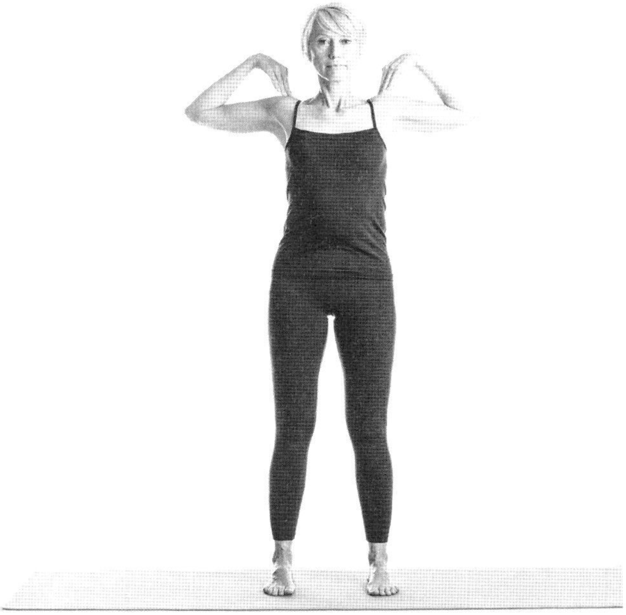

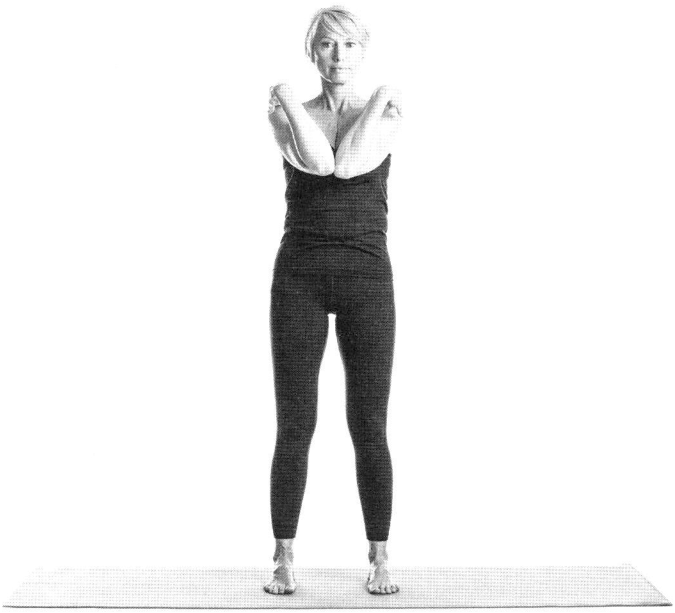

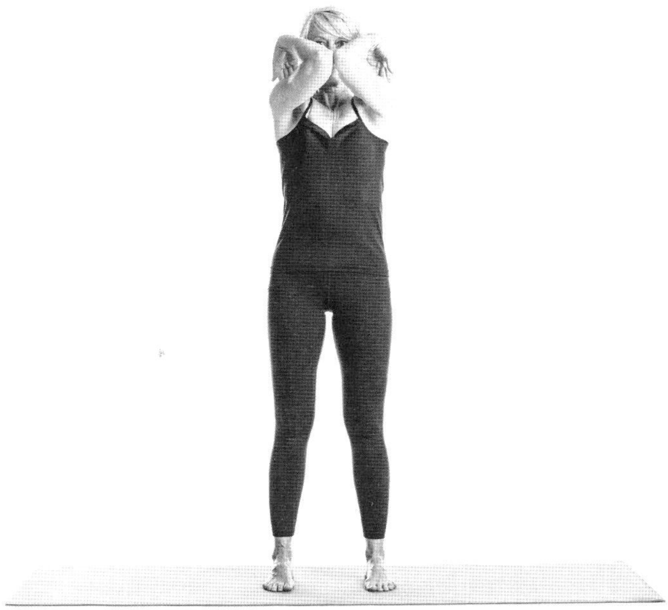

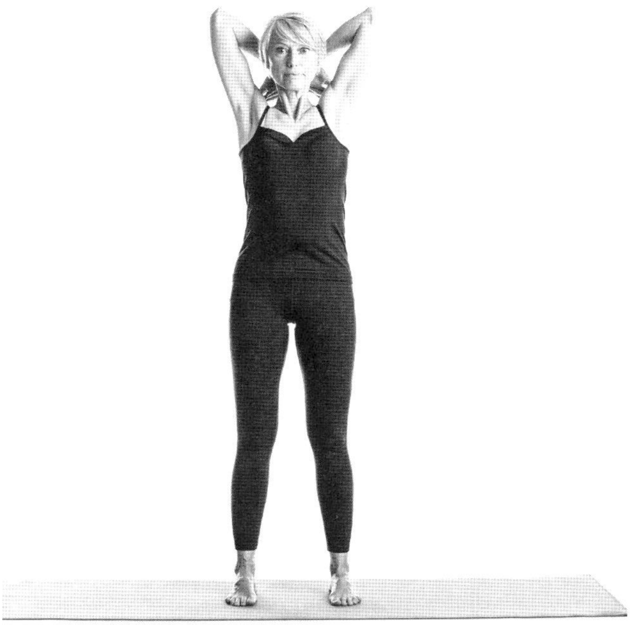

Wiegende Palme

STELLUNG
Stell dich auf die Matte oder den Boden. Die ganze Fußsohle aufsetzen, etwas Zwischenraum zwischen den Füßen lassen.
Die Hände vor dem Körper falten, die Handflächen zeigen zum Boden.
Mit immer noch gefalteten Händen die Arme über den Kopf heben und so hoch wie möglich strecken.
Langsam zur rechten Seite beugen.
In dieser Stellung ein paar Sekunden bleiben, dann aufrichten und wieder so hoch wie möglich strecken.
Langsam zur linken Seite beugen.
Auch hier ein paar Sekunden verharren, dann wieder aufrichten und so hoch wie möglich strecken.

WIEDERHOLUNGEN
Zu jeder Seite 5 bis 10 Mal

ATMUNG
Beim Heben und Strecken der Arme einatmen.
Bei der Seitbeuge ausatmen.
In der gebeugten Stellung den Atem anhalten.
Beim Auflösen der Stellung (Arme langsam senken) ausatmen.

AUFMERKSAMKEIT
Die Aufmerksamkeit richtet sich auf den Atem, die Bewegung und die Dehnung in den Flanken.

ACHTUNG!
Der Körper sollte bei den Seitbeugen gerade bleiben und weder nach vorn noch nach hinten wegkippen. Der Kopf bleibt zwischen den Armen, der Nacken ist gerade, und du schaust während der ganzen Übung nach vorn.
Zieh das Steißbein etwas ein, um den unteren Rücken zu stabilisieren. Die Hüfte kann bei den Seitbeugen gerade bleiben oder etwas zur anderen Seite ausweichen.

WIRKUNG
Diese Übung dehnt und entspannt die Muskulatur in Schultern, Armen, Rücken und Flanken. Sie regt auch die Verdauung an.

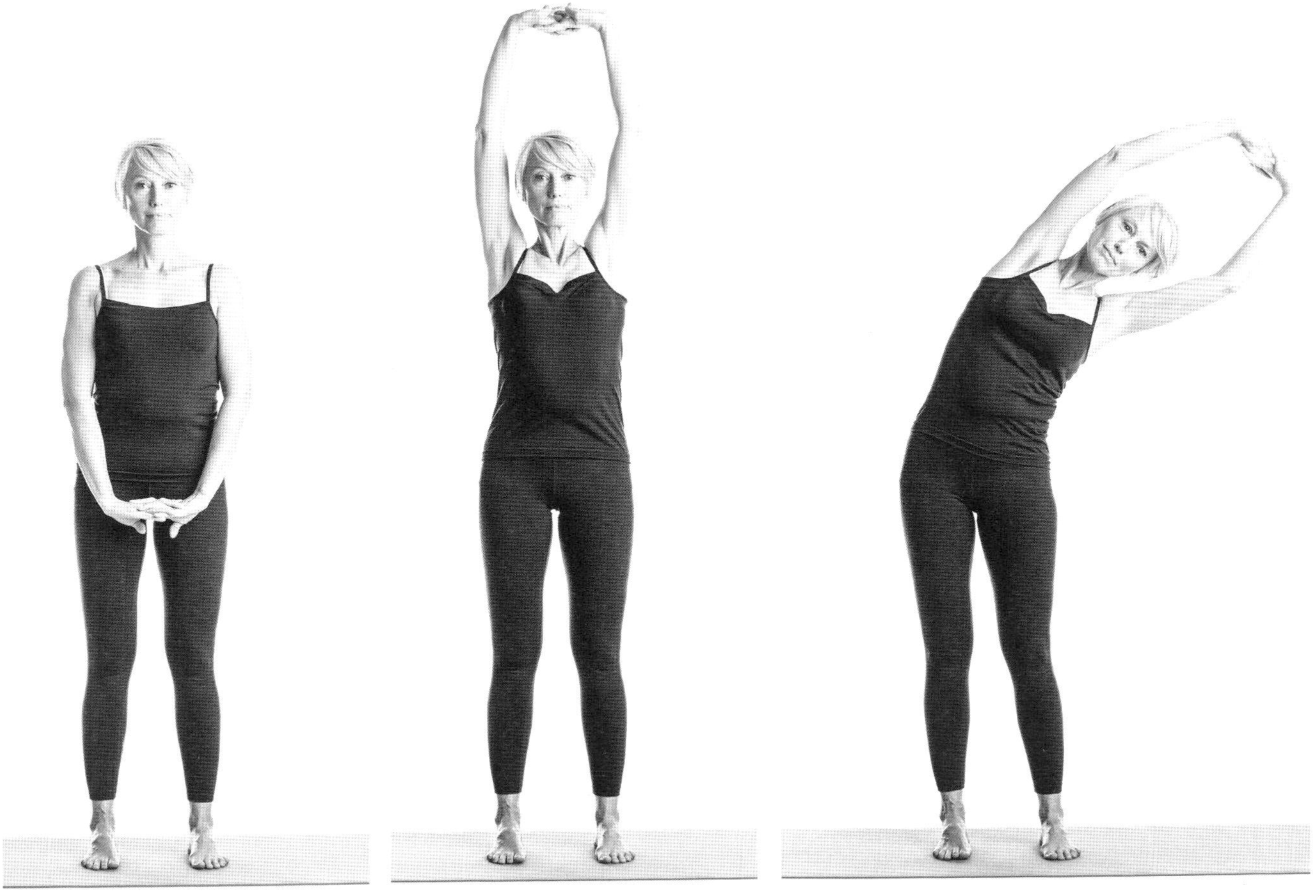

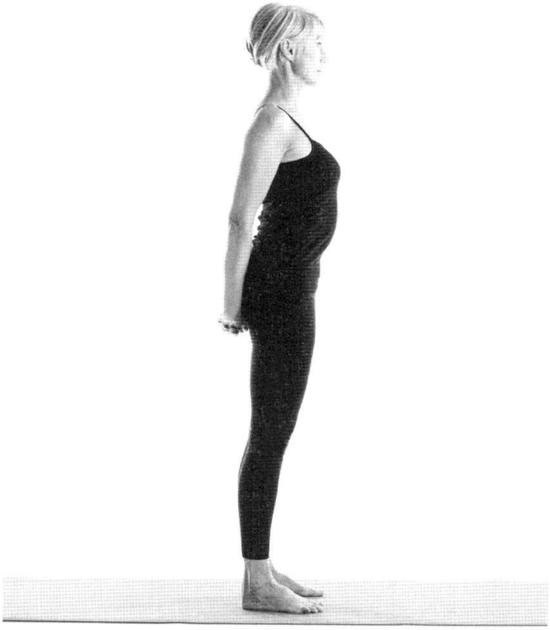
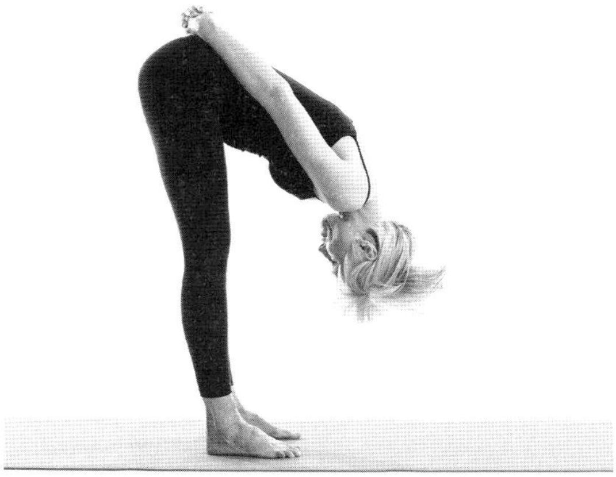
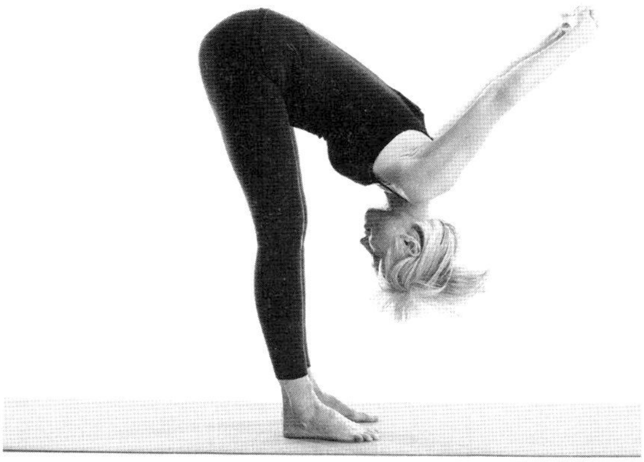
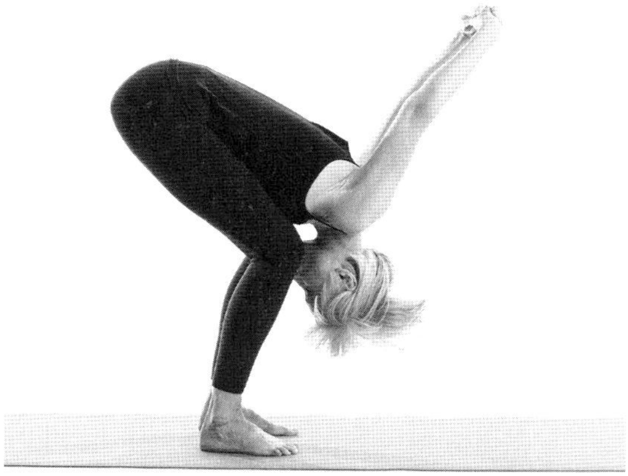

Doppelte Winkelstellung

STELLUNG

Stell dich auf die Matte oder den Boden. Die ganze Fußsohle aufsetzen, etwas Zwischenraum zwischen den Füßen lassen.

Die Arme seitlich am Körper hängen lassen. Nach vorn schauen, den Rücken gerade lassen.

Die Hände hinter dem Rücken falten und auf dem Rücken ablegen.

Sanft nach vorn beugen, sodass der Rücken gebeugt ist, die Beine aber gestreckt bleiben. Den Kopf sinken lassen.

Rücken und Kopf ganz locker lassen.

Die Arme mit gefalteten Händen so hoch wie möglich heben. In dieser Stellung ein paar Sekunden bleiben.

Die Arme wieder auf den Rücken legen und den Körper langsam aufrichten.

Die Arme sinken lassen, sodass sie wieder seitlich am Körper hängen.

WIEDERHOLUNGEN

3 bis 5 Mal

ATMUNG

Alternative 1

Natürliche Atmung

Alternative 2

Beim Falten der Hände einatmen. Beim Vorbeugen ausatmen. Beim Heben der Arme einatmen. In der Stellung normal weiteratmen oder den Atem anhalten. Beim Senken der Arme ausatmen. Beim Aufrichten einatmen.

AUFMERKSAMKEIT

Die Aufmerksamkeit richtet sich auf die Dehnung in den Armen, Schultern, im oberen Rücken und in der Brust.

ACHTUNG!

Kopf und Nacken bleiben die ganze Zeit locker. Wenn die Dehnung in den Beinen oder im Rücken zu stark wird, kannst du die Beine leicht beugen.

WIRKUNG

Diese Übung fördert die Durchblutung und kann helfen, Verspannungen im oberen Rücken, zwischen den Schulterblättern, in Nacken und Schultern zu lösen. Sie kräftigt die Brustmuskulatur und macht klar und wach im Kopf.

Dreiecksstellung

STELLUNG

Geh auf deiner Matte in die Grätsche. Die Fußsohlen ganz aufsetzen, die Zehen zeigen nach vorn.
Den Rücken gerade halten, die Schultern fallen lassen und nach vorn schauen.
Die Arme seitlich ausstrecken, sodass sie parallel zum Boden sind. Die Arme ganz ausstrecken, als eine gerade Linie von den Fingerspitzen der einen Hand bis zu denen der anderen Hand.
Den linken Arm senkrecht hochstrecken. Er soll während der gesamten Übung gestreckt nach oben zeigen.
Den rechten Fuß um 90 Grad nach außen drehen.
Langsam zur rechten Seite beugen, sodass die linke Flanke stark gedehnt wird. Die rechte Hand aufs Knie legen, die Hüfte etwas herausschieben.
Wenn du dich in der Stellung sicher fühlst, mit der rechten Hand weiter hinunterfahren, eventuell bis zum Boden. Den Kopf drehen und dem linken Arm zur Decke nachschauen. Dabei das Kinn leicht zur Brust ziehen, um den Nacken gerade zu halten.
In dieser Stellung ein paar Sekunden verharren.
Die Stellung dann langsam auflösen, aufrichten, die Arme zu den Seiten ausstrecken und die Füße wieder nach vorn ausrichten.
Die Übung zur anderen Seite wiederholen.

WIEDERHOLUNGEN

Bis zu 5 Mal zu jeder Seite. Wenn du kräftiger und beweglicher wirst, kannst du länger in der Stellung verharren.

ATMUNG

Alternative 1
Natürliche Atmung
Alternative 2
Beim Heben des Arms zur Decke einatmen.
Beim Senken des anderen Arms und der Seitbeuge ausatmen.
In der Stellung natürlich weiteratmen. Eventuell 5 bis 10 tiefe, vollständige Atemzüge nehmen.
Beim Auflösen der Stellung: Beim Aufrichten einatmen, beim Senken der Arme in die Waagerechte ausatmen.

AUFMERKSAMKEIT

Die Aufmerksamkeit richtet sich auf die koordinierte Bewegung, auf die Balance und die Dehnung der Flanken.

ACHTUNG!

Den Oberkörper nicht nach vorn beugen, sondern die Seitbeuge nur aus der Hüfte machen. Die Schulter befindet sich senkrecht über dem Knie. Das Kinn etwas zur Brust führen, um den Nacken schön gerade zu halten.
Vorsicht mit dieser Übung bei Rückenproblemen!

WIRKUNG

Diese Übung sorgt für eine starke Dehnung der Flanken. Sie kräftigt die Muskeln in den Beinen und Hüften, im Rücken, in Armen und Nacken. Außerdem weitet sie die Brust und fördert eine tiefe Atmung.

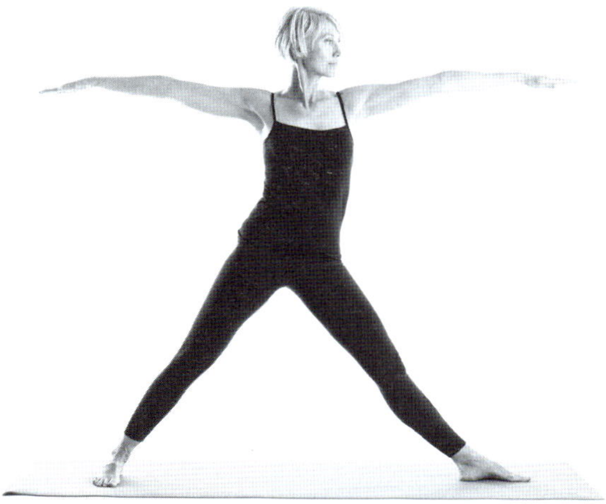

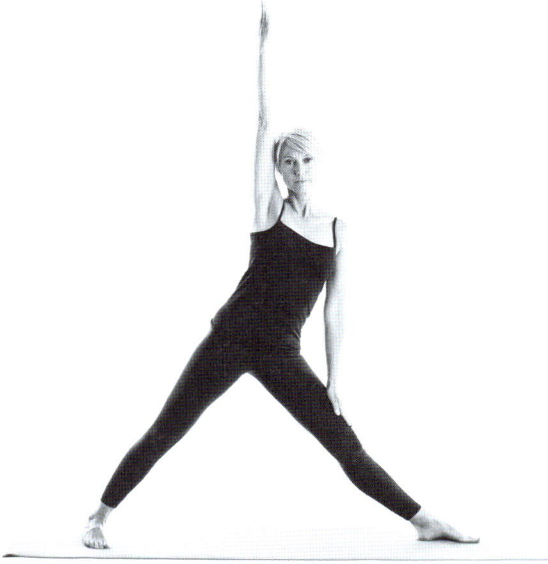

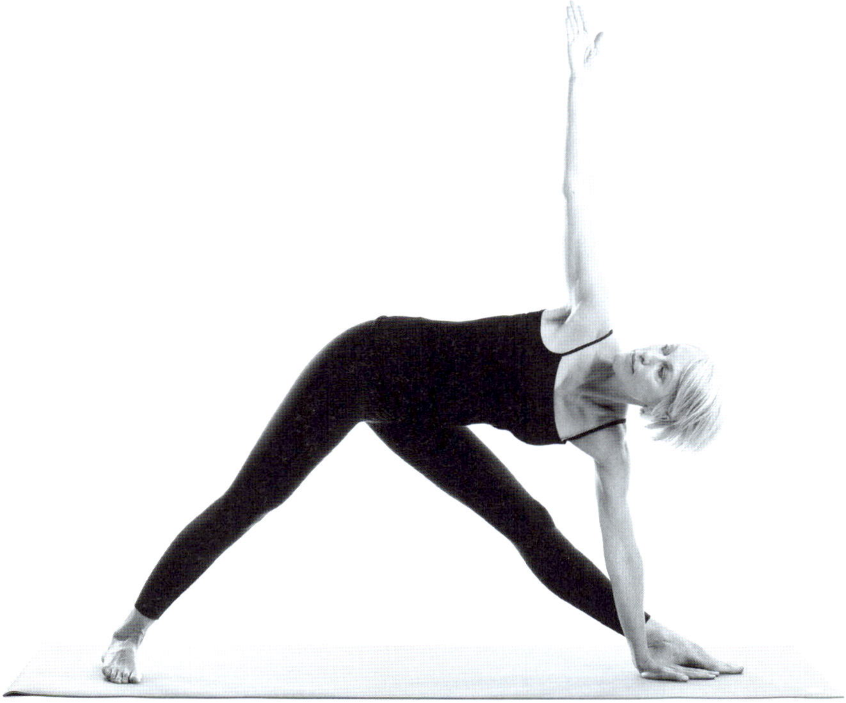

Krieger

STELLUNG

Stell dich auf deiner Matte oder auf dem Boden in die Grätsche. Die Fußsohlen ganz aufsetzen, die Zehen zeigen nach vorn. Der Rücken ist gerade. Die Schultern senken und nach vorn schauen.
Die Arme auf Schulterhöhe zur Seite ausstrecken und gestreckt halten, sodass sie von den Fingerspitzen der einen Hand bis zu den Fingerspitzen der anderen Hand eine gerade Linie bilden. Die Handflächen zeigen zum Boden.
Den rechten Fuß 90 Grad nach außen drehen. Das rechte Knie beugen, sodass Ober- und Unterschenkel einen rechten Winkel bilden. Das linke Bein bleibt so gestreckt wie möglich.
Den rechten Unterarm auf das rechte Knie legen, den linken Arm hinter den Rücken. Die linke Schulter leicht nach hinten nehmen. Den Kopf drehen, sodass du zur Decke schaust.
Das Kinn etwas zur Brust ziehen, um den Nacken gerade zu halten.
In dieser Stellung ein paar Sekunden bleiben.
Um die Stellung aufzulösen, streckst du die Beine, richtest dich auf, nimmst den Fuß wieder nach vorn und streckst die Arme wieder zur Seite. Dann erst die Arme senken.
Zur anderen Seite wiederholen.

WIEDERHOLUNGEN

Bis zu 5 Mal zu jeder Seite

ATMUNG

Alternative 1
Natürliche Atmung
Alternative 2
Beim Heben der Arme in die Waagerechte einatmen.
Beim Beugen des Knies ausatmen.
In der Stellung normal weiteratmen. Eventuell 5 bis 10 tiefe, vollständige Atemzüge machen.
Beim Auflösen: Während des Aufrichtens einatmen, beim Senken der Arme ausatmen.

AUFMERKSAMKEIT

Die Aufmerksamkeit richtet sich auf die koordinierte Bewegung, das Gleichgewicht und die Dehnung der Flanken.

ACHTUNG!

Bei der Seitbeuge nicht nach vorn kippen! Wenn du noch nicht so beweglich bist und es dir schwerfällt, das Bein zum rechten Winkel zu beugen, mach die Beugung einfach so weit, wie du kannst.

WIRKUNG

Diese Übung weitet die Brust und wirkt sich positiv auf Atmung und Lungenfunktion aus. Sie dehnt die Flanken und stärkt die Muskulatur der Unter- und Oberschenkel. Auch die Fußgelenke und die Knie werden gekräftigt.

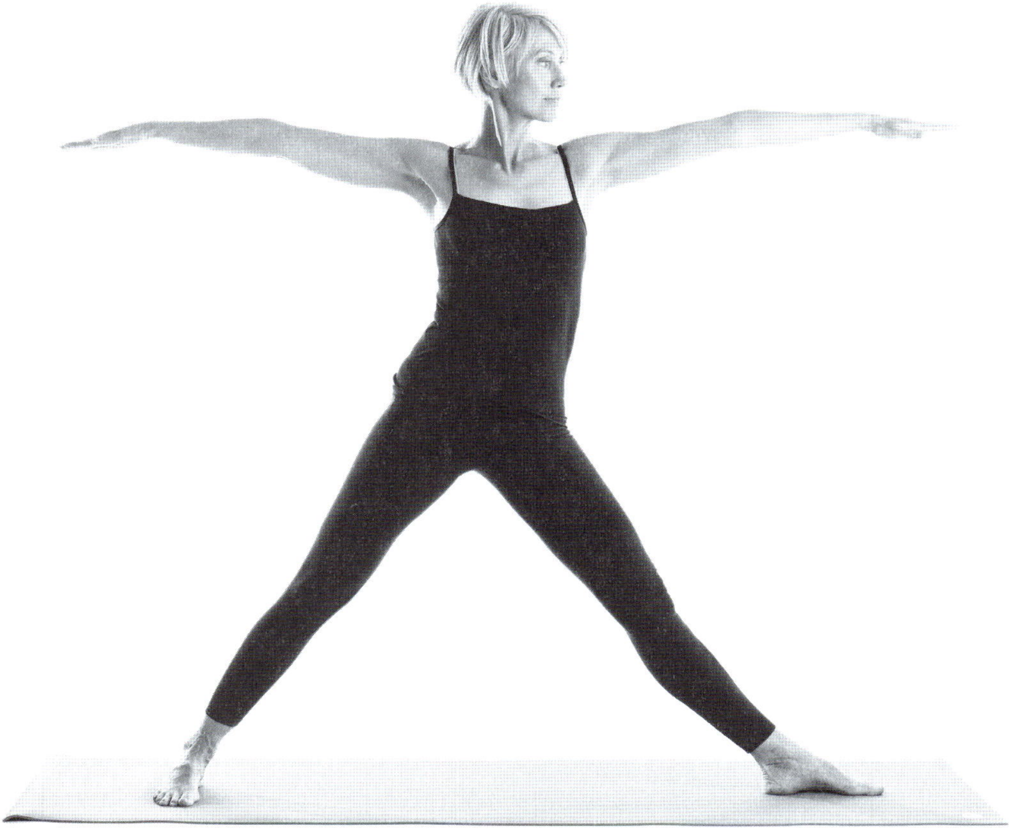

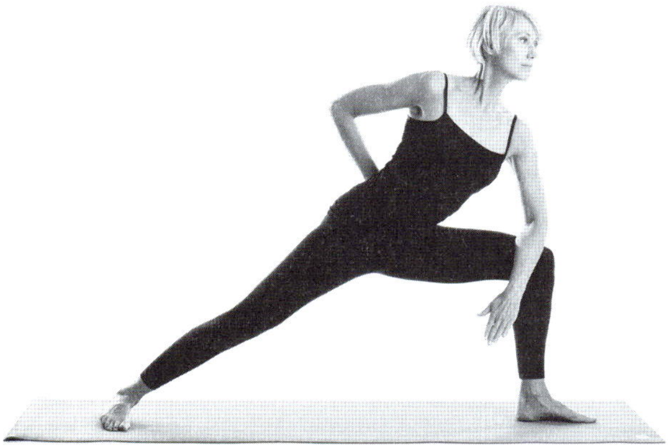

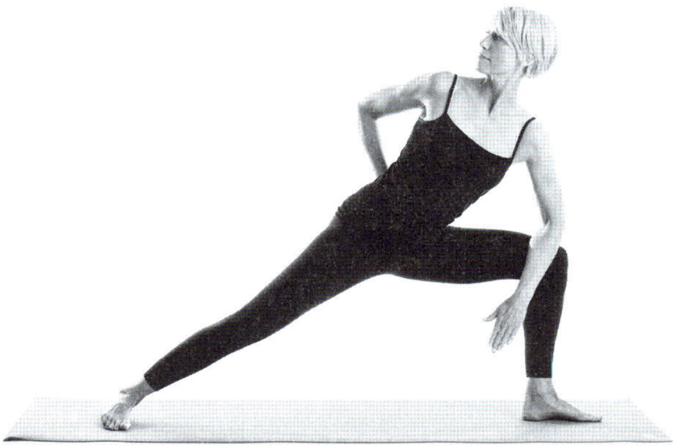

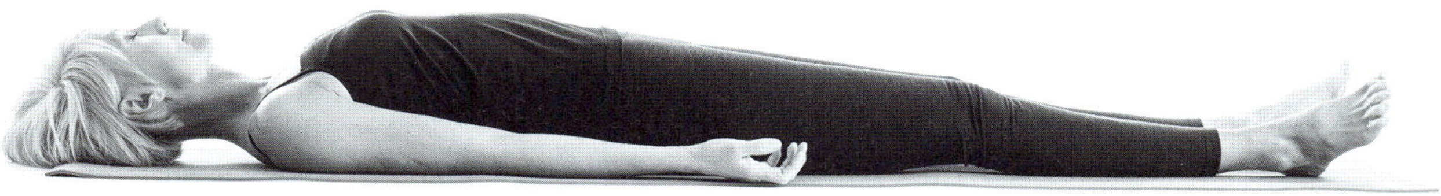

Ganz still liegen

STELLUNG
Leg dich auf den Rücken, die Arme an den Seiten ausgestreckt in einem natürlichen Winkel von den Schultern, etwa 15 cm vom Körper entfernt. Die Handflächen zeigen nach oben. Die Beine sind ausgestreckt und ein wenig voneinander entfernt. Zieh das Kinn leicht zur Brust, um den Nacken gerade zu halten. Der Hinterkopf liegt auf der Unterlage. Die Augen sind geschlossen.

DAUER
1 bis 4 Minuten

ATMUNG
Natürliche Atmung

AUFMERKSAMKEIT
Richte deine Aufmerksamkeit auf deinen Körper und nimm wahr, wie du auf der Matte liegst. Spür in deinen Körper hinein, wie er ganz still und bewegungslos daliegt.

ACHTUNG!
Versuch wirklich ganz still zu liegen und dich nicht zu bewegen. Halte die Aufmerksamkeit ganz bei deinem Körper. Wenn Gedanken aufkommen, schau sie kurz an und wende deine Konzentration dann wieder dem Körper zu.

WIRKUNG
Diese Übung entspannt und beruhigt den Körper und sorgt für einen gesammelten Geist. Sie stärkt die Konzentration und die Fähigkeit, im Hier und Jetzt zu sein. Außerdem sie ist eine gute Vorbereitung für die Wechselatmung.

Wechselatmung

Die Wechselatmung ist eine relativ einfache Atemübung. Sie sorgt für einen ruhigen, klaren Geist, mindert Stressgefühle und fördert die Konzentration und das Dasein im Hier und Jetzt.

STELLUNG

Setz dich bequem und mit geradem Rücken hin. Du kannst dazu auf einem Stuhl sitzen, im Diamantsitz oder im Schneidersitz. Wichtig ist nur, dass du 5 bis 10 Minuten entspannt stillsitzen kannst.
Den Rücken gerade halten, die Schultern fallen lassen. Nach vorn schauen. Die Augen schließen.
Den rechten Daumen auf den rechten Nasenflügel setzen. Den Zeige- und Mittelfinger auf den Punkt zwischen den Augenbrauen setzen. Den Ringfinger auf den linken Nasenflügel setzen. (Wenn du die linke Hand nimmst, mach es spiegelverkehrt.)

ATMUNG

Das rechte Nasenloch mit dem Daumen verschließen, indem du leicht auf den Nasenflügel drückst. Durch das offene linke Nasenloch ruhig einatmen. Das linke Nasenloch verschließen und das rechte öffnen. Ruhig durch das rechte Nasenloch ausatmen.
Durch das rechte Nasenloch wieder einatmen. Das rechte Nasenloch verschließen und das linke öffnen. Durch das linke Nasenloch ausatmen.
Durch das linke Nasenloch wieder einatmen.
So weitermachen, dabei ruhig und leise atmen, entspannt und ohne Anstrengung. Während der gesamten Übung atmest du so ruhig, lautlos und tief wie möglich.

Wenn du mit der Übung besser vertraut bist, kannst du die Atemzüge verlängern.
Zum Abschluss atmest du ein letztes Mal durch das linke Nasenloch aus, dann senkst du den Arm und bleibst noch eine Weile still und mit geschlossenen Augen sitzen. Richte deine Aufmerksamkeit dabei auf deinen Körper und spür der Wirkung der Atemübung nach.

WIEDERHOLUNGEN

Zu Beginn reichen 5 Runden ohne Pause. Wenn dir das ohne Anstrengung gelingt, kannst du die Übung bis auf 25 Runden verlängern.

AUFMERKSAMKEIT

Die Aufmerksamkeit richtet sich auf das Fließen des Atems durch die Nase. Bei dieser Übung kann es besonders leicht geschehen, dass man in Gedanken abschweift. Schau dir dann die ablenkenden Gedanken kurz an und hol deine Aufmerksamkeit zurück zum Atem in deiner Nase.

ACHTUNG!

Es ist wichtig, dass du entspannt, ruhig und ohne Anstrengung atmest. Wenn die Übung anstrengend wird, mach eine Pause. Bleibt während der gesamten Atemübung entspannt und mit geradem Rücken sitzen.

WIRKUNG

Die Wechselatmung sorgt für eine besonders gute Sauerstoffversorgung und befreit von Kohlendioxid. Sie macht ruhig, aber wach, und fördert die Konzentration und die Fähigkeit, im Hier und Jetzt zu sein. Außerdem hilft sie beim Stressabbau.

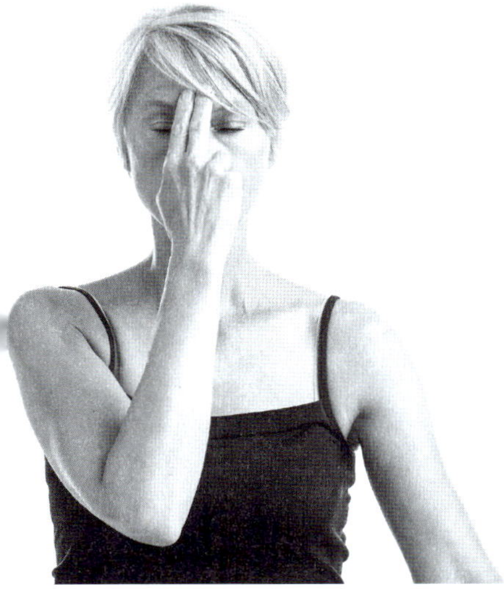

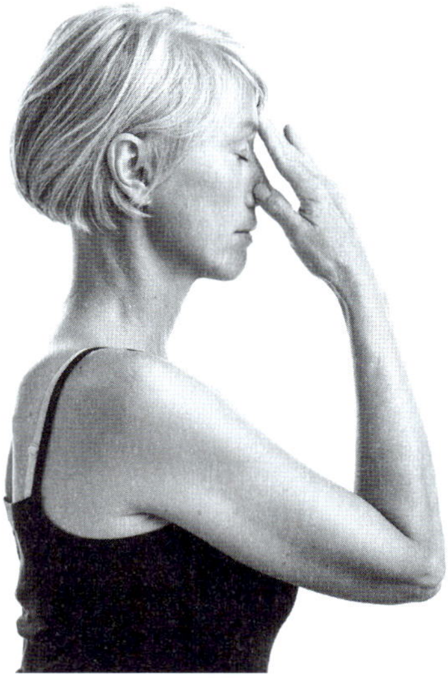

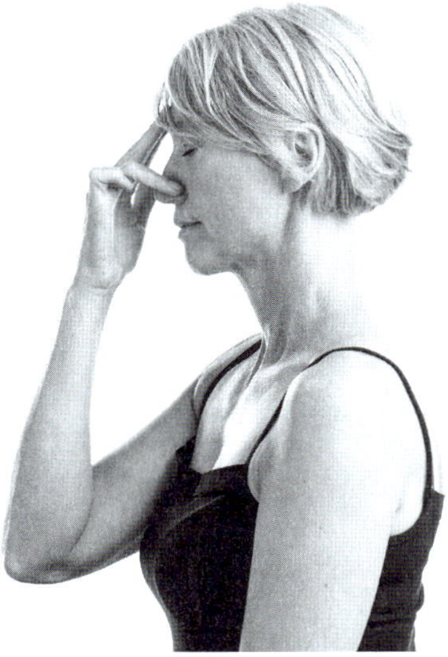

Ganz still liegen – lange Form

STELLUNG

Leg dich auf den Rücken, die Arme an den Seiten in einem natürlichen Winkel von den Schultern, etwa 15 cm vom Körper entfernt. Die Handflächen zeigen nach oben. Die Beine sind ausgestreckt und etwas voneinander entfernt.
Zieh das Kinn ganz leicht zur Brust, sodass der Nacken gerade ist. Der Hinterkopf liegt auf der Unterlage. Die Augen sind geschlossen.

DAUER

15 bis 30 Minuten

ATMUNG

Natürliche Atmung

AUFMERKSAMKEIT

Richte deine Aufmerksamkeit auf den Körper und nimm wahr, wie dein Körper auf der Unterlage ruht. Fühl die Kontaktpunkte, wo der Körper die Unterlage berührt.

Jetzt richtest du deine Aufmerksamkeit auf verschiedene Stellen im Körper. Du kannst den Körperteilen nachspüren, an sie denken oder sie vor dir sehen. Mit den Fingern der rechten Hand anfangen, dann mit der Handfläche, dem Handgelenk, Unterarm, Oberarm, Achselhöhle, Schulter fortfahren. Die rechte Körperseite, Oberschenkel, Knie, Unterschenkel, Ferse, Fuß und alle Zehen des rechten Fußes.

Geh mit der Aufmerksamkeit zur linken Seite über. Die Finger der linken Hand, die Handfläche, das Handgelenk, Unterarm, Oberarm, Achselhöhle, Schulter, linke Körperseite, Oberschenkel, Knie, Unterschenkel, Ferse, Fuß und alle Zehen.

Richte deine Aufmerksamkeit jetzt auf die rechte Pobacke, die linke Pobacke, die rechte Seite des Rückens, die linke Seite des Rückens, das rechte Schulterblatt, das linke Schulterblatt, den Nacken, den Kopf, das Gesicht. Es folgen Hals, rechtes Schlüsselbein, linkes Schlüsselbein, rechte Brustseite, linke Brustseite, der ganze Brustkorb, Oberbauch, Nabel, Unterbauch und der Unterleib.

Richte deine Aufmerksamkeit jetzt auf das gesamte rechte Bein, dann auf das linke Bein, den ganzen rechten Arm, den ganzen linken Arm und schließlich auf Kopf und Gesicht.

Richte deine Aufmerksamkeit nun auf den gesamten Körper und versuch, ihn im Ganzen zu spüren. Ein ganzer, zusammenhängender Körper.

Dann richtest du deine Aufmerksamkeit vom Körper weg, nimmst den Raum wahr, in dem du liegst, und hörst auf die Geräusche um dich herum. Lass alle Geräusche kommen und gehen, ohne besonders darauf zu achten.

Und jetzt gehst du mit deiner Aufmerksamkeit zu deinem natürlichen Atem in deiner Nase. Spür nach, wie die Luft in deine Nase hineinströmt und wie sie wieder hinausströmt. Achte dabei auf deine Gedanken. Was passiert in deinem Geist, während du dich auf den Atem in deiner Nase konzentrierst?
Vielleicht nimmst du wahr, wie deine Gedanken deine Aufmerksamkeit in Anspruch nehmen. Dann schau die ablenkenden Gedanken kurz an und komm wieder zum Atem in deiner Nase zurück, während du gleichzeitig auf deine Gedanken achtest.
Zum Schluss richtest du deine Aufmerksamkeit wieder auf deinen Körper und die Matte, auf der du liegst. Nimm wahr, wie du genau hier und jetzt auf deiner Matte liegst.
Streck dich und öffne langsam die Augen.
Die Entspannungsübung ist beendet.

ACHTUNG!
Versuch während dieser Übung wirklich ganz still zu liegen und deinen Körper nicht zu bewegen. Halte die Aufmerksamkeit im Körper. Wenn deine Gedanken anfangen zu wandern, schau dir die ablenkenden Gedanken kurz an und geh dann zurück in die Entspannung.

Entspannung ist ein aktives Tun, das einen Anfang und ein Ende hat. Gib nicht der Versuchung nach, noch ein bisschen liegen zu bleiben, wenn die Übung beendet ist, nur weil sich die Entspannung so gut anfühlt. Wenn du das tust, kann es nämlich sein, dass du nicht gut aus dem Zustand der Entspannung herauskommst. Und dann fühlst du dich müde und unkonzentriert.

WIRKUNG
Diese Übung trägt zu einem klaren, entspannten und ruhigen Geist mit einer geschärften Wahrnehmung bei. Sie richtet die Aufmerksamkeit nach innen und stärkt die Konzentration und die Fähigkeit, im Hier und Jetzt zu sein.

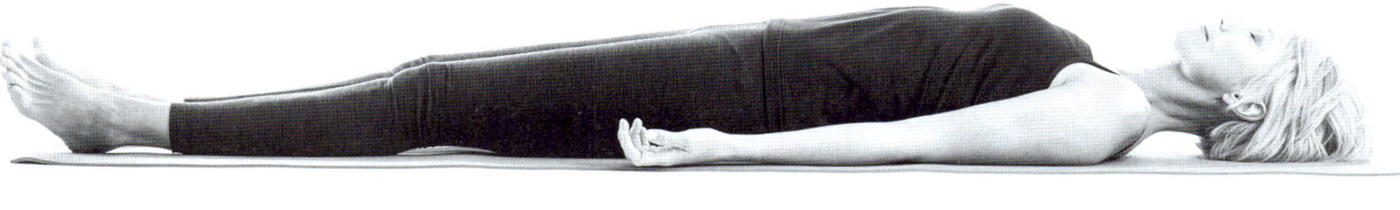

BAUCH UND VERDAUUNG

NACKEN UND RÜCKEN

BALANCE UND KONZENTRATION

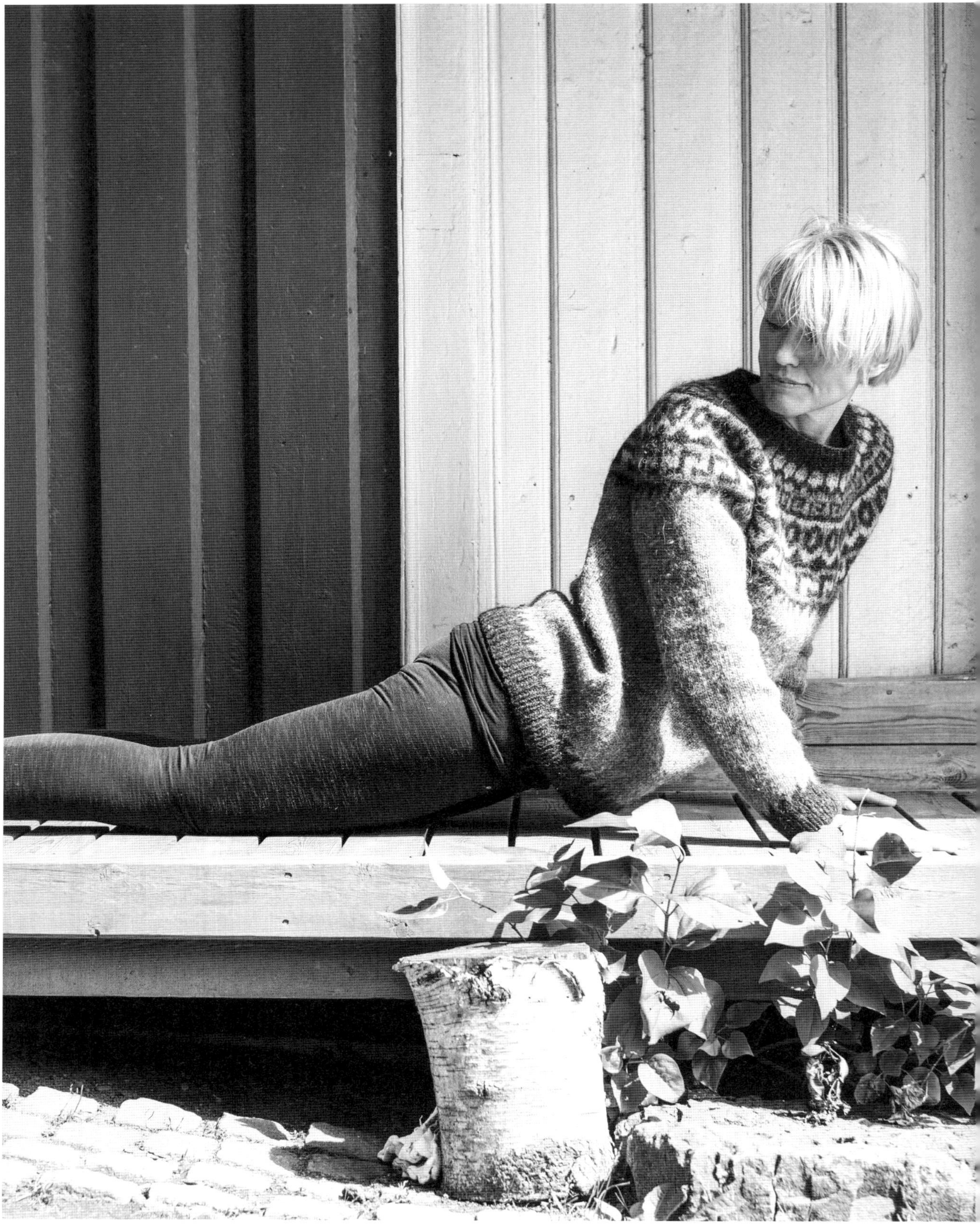

Das Programm für eine gute Verdauung invertiert

(20 – 40 Minuten)

Eine gute Verdauung ist wichtig, damit Körper und Geist gut funktionieren.
Bei den einen arbeitet das Verdauungssystem gut, bei den anderen weniger. Darmträgheit, Durchfall, Magen- und Bauchschmerzen, Sodbrennen und Übelkeit können die Folge sein.

Neuere Forschungen zeigen, dass es eine direkte Verbindung zwischen Darm und Gehirn gibt. Der Zustand des Darms kann sich auf das Nervensystem und die Psyche auswirken. Angststörungen, Depressionen, Autismus, Multiple Sklerose und Krankheiten wie Alzheimer und Parkinson können ihren Ursprung im Darm haben. Umgekehrt wirkt sich die psychische Verfassung – zum Beispiel Angst oder Stress – auf den Darm aus.

Im Yoga wird der gesamte Körper ganzheitlich betrachtet. Das Ziel ist ein Gleichgewicht von Körper und Geist. Eine gute Verdauung ist wichtig, damit der Körper insgesamt gut funktioniert, aber auch für einen klaren, wachen Geist.

Um eine gute Verdauung zu erreichen, ist vor allem die richtige Ernährung von Bedeutung. Du solltest also essen, was gut und richtig für dich ist. Außerdem solltest du dich genug bewegen und einen ruhigen, klaren Geist anstreben.

In diesem Kapitel findest du ein Programm mit Yoga-Übungen, die die Darmfunktion anregen, aber auch eine Entspannungsübung, um zur Ruhe zu finden und Stress abzubauen. Nimm dir Zeit und fang mit einigen wenigen Übungen an. Achte darauf, wie die Übungen wirken, und steigere dich langsam. Das kann Tage, aber auch Wochen dauern.
Bevor du anfängst, sollte der Körper entspannt sein. Die erste Übung besteht also darin, ganz still zu liegen. Ruh dich auch zwischen den einzelnen Übungen etwas aus.
Die Faustregel dazu lautet: Warte so lange, bis dein Puls und deine Atmung wieder normal sind. Du solltest dieses Programm so ausführen, dass es dich nur wenig belastet oder anstrengt. Die Intensität sollte eher niedrig sein.

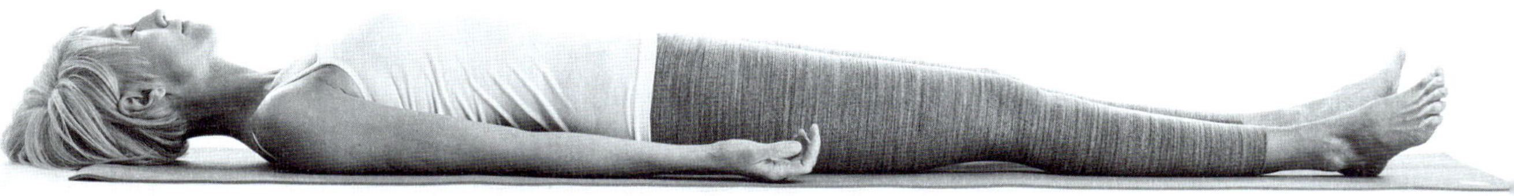

Ganz still liegen

STELLUNG
Leg dich auf den Rücken, die Arme an den Seiten ausgestreckt in einem natürlichen Winkel von den Schultern, etwa 15 cm vom Körper entfernt. Die Handflächen zeigen nach oben. Die Beine sind ausgestreckt und ein wenig voneinander entfernt. Zieh das Kinn leicht zur Brust, um den Nacken gerade zu halten. Der Hinterkopf liegt auf der Unterlage. Die Augen sind geschlossen.

DAUER
1 bis 4 Minuten

ATMUNG
Natürliche Atmung. Am Schluss, bevor du zum weiteren Programm übergehst, nimmst du 5 bis 10 tiefe, vollständige Atemzüge.

AUFMERKSAMKEIT
Richte deine Aufmerksamkeit auf deinen Körper und nimm wahr, wie du auf der Matte liegst. Achte darauf, wie ruhig dein Körper liegt. Spür, dass du einen stillen Körper hast, der sich nicht bewegt. Erlebe, wie es sich anfühlt, ganz still zu liegen, ohne sich zu bewegen.

ACHTUNG!
Versuch wirklich ganz still zu liegen und dich nicht zu bewegen. Halte die Aufmerksamkeit ganz bei deinem Körper oder deinem Atem. Wenn deine Gedanken anfangen zu wandern, schau sie dir kurz an und wende deine Konzentration dann wieder dem Körper zu.

WIRKUNG
Diese Übung entspannt und beruhigt den Körper. Sie stärkt die Konzentration und die Fähigkeit, im Hier und Jetzt zu sein.

Bein heben

STELLUNG
Leg dich auf den Rücken. Die Arme liegen neben dem Körper, die Beine sind gestreckt. Die Handflächen zeigen nach unten.
Einatmen und das rechte Bein so hoch wie möglich heben. Das Bein soll dabei gestreckt, der Fuß entspannt sein. Das linke Bein bleibt auf dem Boden.
In dieser Stellung 3 bis 5 Sekunden verharren und den Atem anhalten.
Ausatmen und das Bein langsam senken.

WIEDERHOLUNGEN
5 Mal mit jedem Bein

ATMUNG
Beim Heben des Beins einatmen.
Beim Halten den Atem anhalten.
Beim Senken des Beins ausatmen.

AUFMERKSAMKEIT
Die Aufmerksamkeit richtet sich auf die Atmung und die Dehnung im Bein.

ACHTUNG!
Das Bein, das gerade nicht gehoben wird, sollte ausgestreckt auf der Matte liegen bleiben und nicht hochkommen. Versuch den unteren Rücken gegen die Unterlage zu pressen, wenn du das Bein hebst.

WIRKUNG
Diese Übung massiert die inneren Organe und regt die Verdauung an. Sie stärkt die Bauchmuskulatur, den unteren Rücken und das Becken.

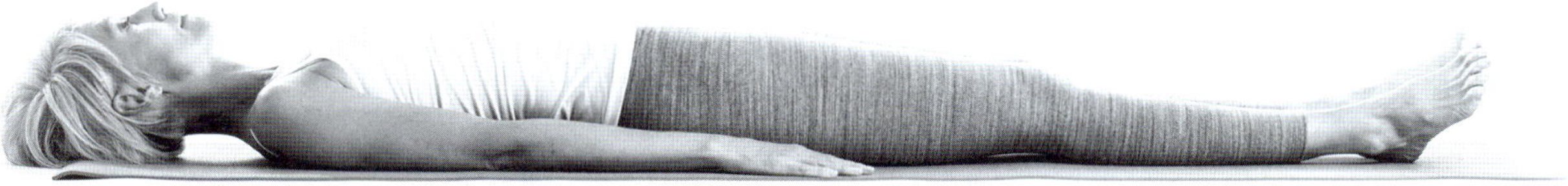

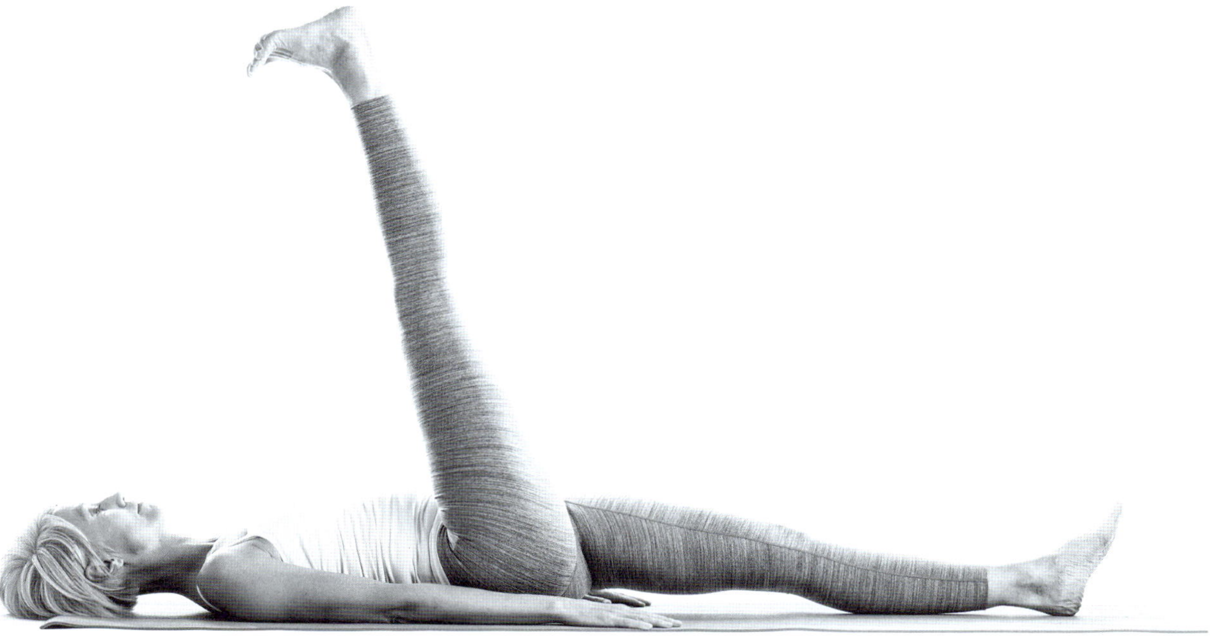

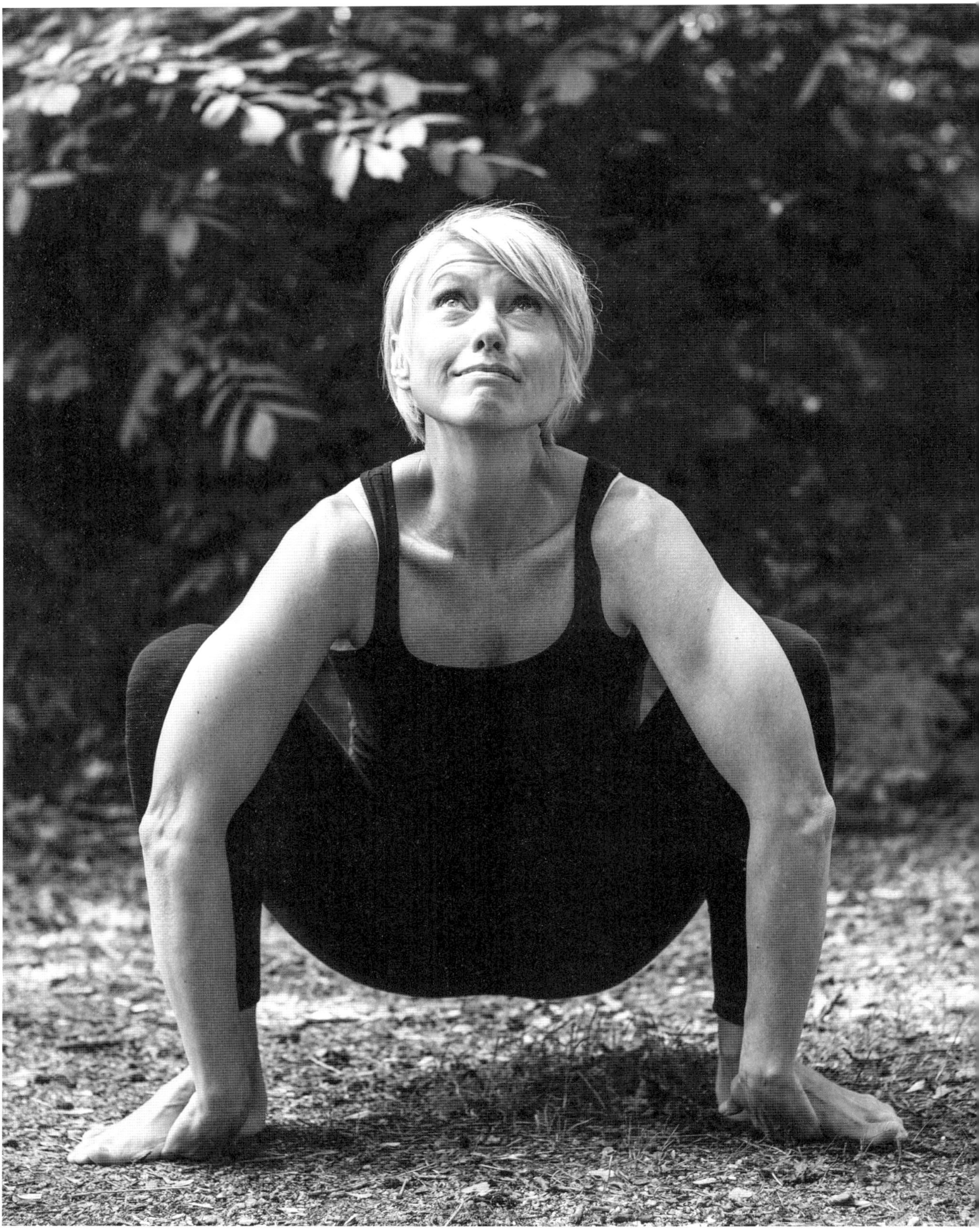

»Eine gute Verdauung ist wichtig, damit der Körper insgesamt gut funktioniert, aber auch für einen klaren, wachen Geist.«

Beinrotation

STELLUNG
Leg dich auf den Rücken. Die Arme liegen seitlich vom Körper, die Beine sind ausgestreckt.
Das rechte Bein etwa 5 cm von der Matte anheben und ausgestreckt halten.
Mit dem ganzen Bein große Kreise nach innen über das andere Bein hinweg beschreiben.
Die Ferse soll dabei nicht den Boden oder die Matte berühren.
Dann große Kreise nach außen beschreiben.
Mit dem linken Bein wiederholen.

WIEDERHOLUNGEN
10 Mal mit jedem Bein in jede Richtung

ATMUNG
Natürliche Atmung

AUFMERKSAMKEIT
Die Aufmerksamkeit richtet sich auf die Kreisbewegung, das Zählen der Kreise und die Wirkung der Übung auf Hüften und Bauch.

ACHTUNG!
Mach die Kreise nur so groß, dass du sie unter Kontrolle hast. Nichts erzwingen!

WIRKUNG
Diese Übung regt die Verdauung an. Sie ist gut für die Hüftgelenke, die Bauch- und Rückenmuskulatur.

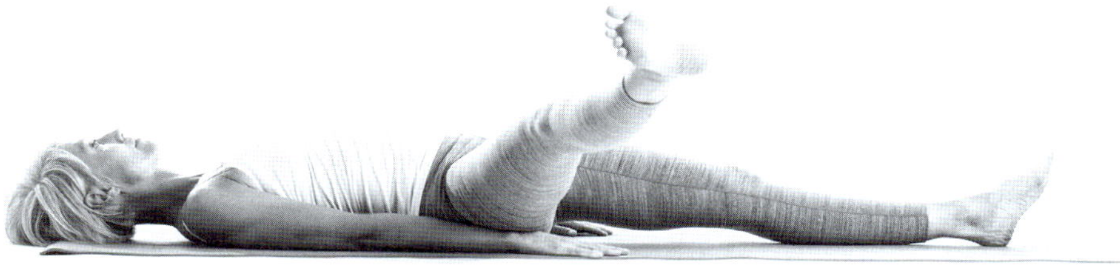

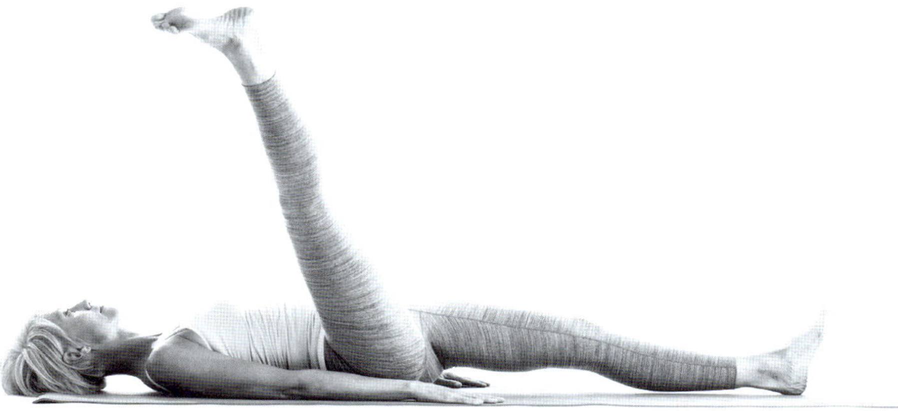

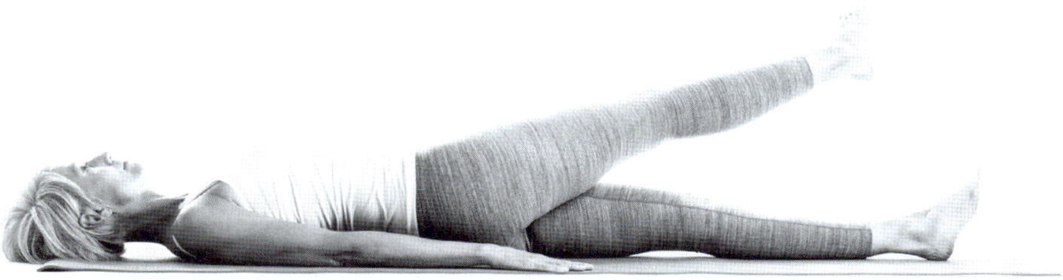

Innere Massage

STELLUNG

Leg dich auf den Rücken. Die Arme liegen seitlich vom Körper, die Beine sind ausgestreckt.
Das rechte Bein zur Brust ziehen und mit beiden Händen etwas unter dem Knie festhalten.
Das Bein so dicht an den Bauch und die Brust drücken wie möglich.
Kopf und Schultern heben, sodass die Nase wenn möglich das Knie berührt.
Einige Sekunden in dieser Stellung verharren.
Bein und Kopf gleichzeitig auf die Matte sinken lassen.
Mit dem linken Bein wiederholen.
Dann mit beiden Beinen wiederholen:
Beide Beine gleichzeitig anziehen und so dicht an die Brust drücken wie möglich. Mit beiden Händen dicht unter dem Knie festhalten.
Kopf und Schultern heben, sodass der Kopf sich den Knien nähert. Eventuell kannst du den Kopf zwischen die Knie bringen.
In dieser Stellung einige Sekunden verharren.
Beine und Kopf gleichzeitig auf die Matte sinken lassen.

WIEDERHOLUNGEN

3 bis 5 Mal die gesamte Abfolge

ATMUNG

Beim Anziehen des Beins bzw. der Beine einatmen.
Den Atem anhalten, wenn du das Bein bzw. die Beine an die Brust drückst und den Kopf hebst – so lange, wie du in dieser Stellung bleibst.
Langsam ausatmen, wenn du Bein(e) und Kopf auf die Matte sinken lässt.

AUFMERKSAMKEIT

Die Aufmerksamkeit richtet sich auf den Atem und den Druck auf Bauch und Brust.

ACHTUNG!

Achte darauf, dass das ruhende Bein auf der Matte liegt und nicht mit hochkommt, wenn du das andere Bein an die Brust ziehst.

WIRKUNG

Diese Übung regt die Verdauung an und hilft bei Verstopfung. Sie stärkt die Muskeln im unteren Rücken und macht das ganze Rückgrat beweglicher.

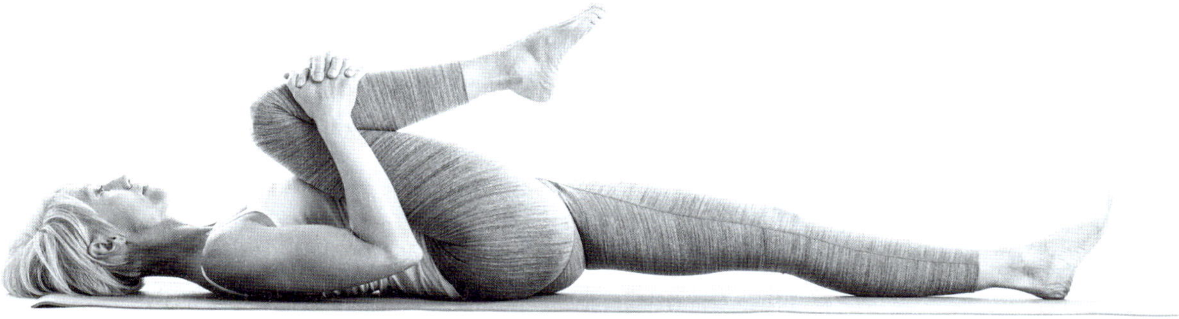

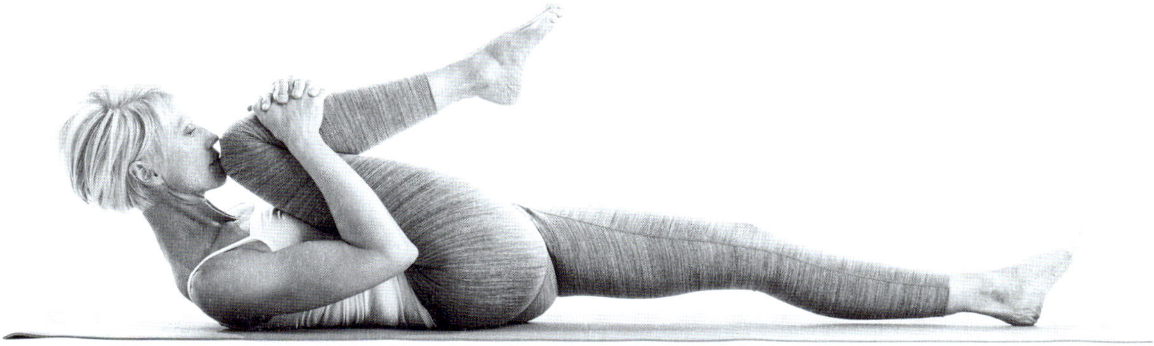

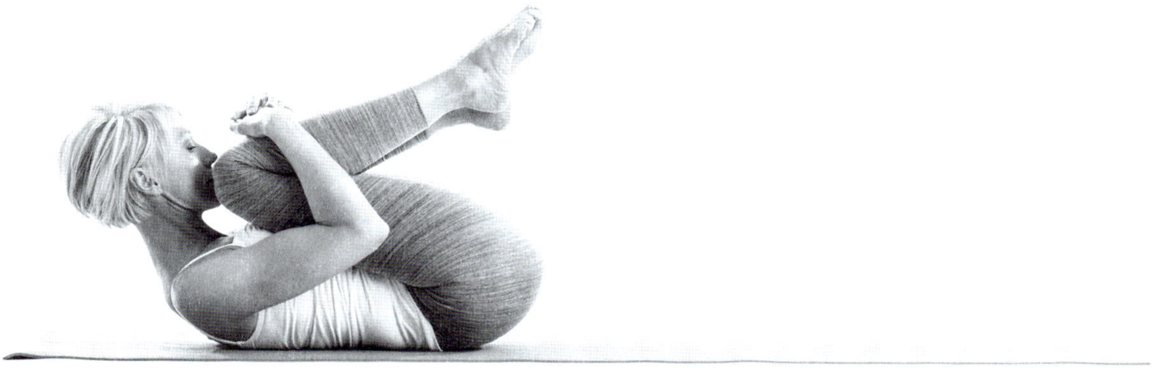

Liegende Rückendrehung

STELLUNG

Leg dich auf den Rücken. Die Arme liegen neben dem Körper, die Beine sind gestreckt.
Die Knie anziehen und die Fersen so nah wie möglich an den Po ziehen.
Die Arme zur Seite ausstrecken und eine waagerechte Linie bilden.
Die Knie nach rechts kippen lassen, sodass das untere Knie auf dem Boden liegt. Beide Fußsohlen sollten aber noch Kontakt zum Boden oder der Matte haben.
Den Kopf zur anderen Seite drehen.
Einige Sekunden in dieser Stellung bleiben. Dann die Beine wieder aufstellen und zur anderen Seite kippen lassen.

WIEDERHOLUNGEN

5 Mal zu jeder Seite

ATMUNG

Alternative 1
Natürliche Atmung
Alternative 2
Beim Kippen der Beine ausatmen. Beim Halten der Stellung den Atem anhalten. Beim Hochziehen der Beine einatmen. Und so weiter.

AUFMERKSAMKEIT

Die Aufmerksamkeit richtet sich auf die Drehung des Rückens und den Atem.

ACHTUNG!

Lass die Arme während der gesamten Übung zur Seite ausgestreckt liegen. Die Schulterblätter sollten wenn möglich Kontakt zur Unterlage behalten. Auch die Füße sollten wenigstens zum Teil Kontakt zur Unterlage haben.

WIRKUNG

Diese Übung regt die Verdauung an und macht den Rücken beweglicher. Wenn du nach Alternative 2 atmest, werden die Bauchmuskeln und die inneren Organe noch mehr gedehnt.

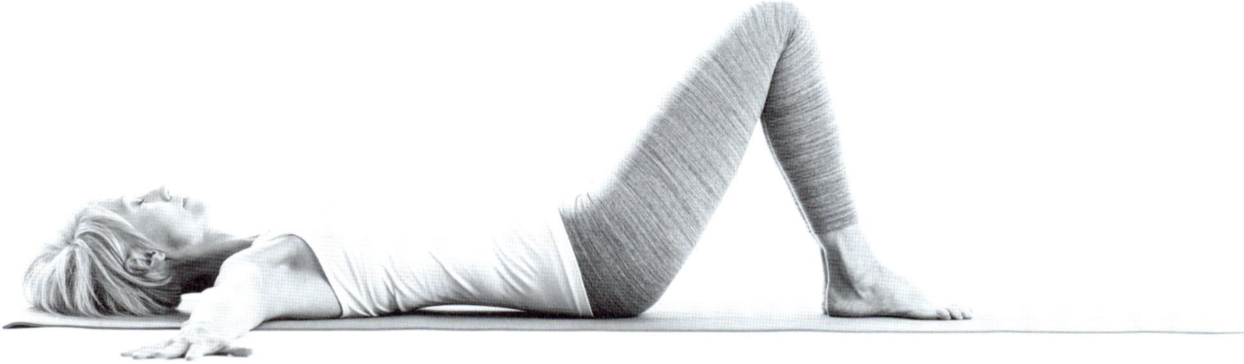

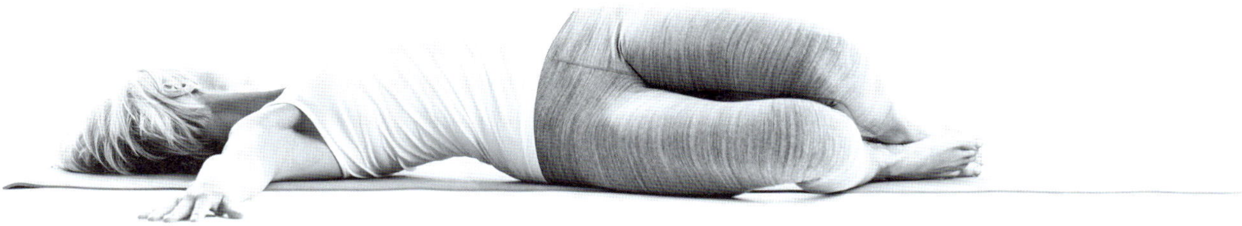

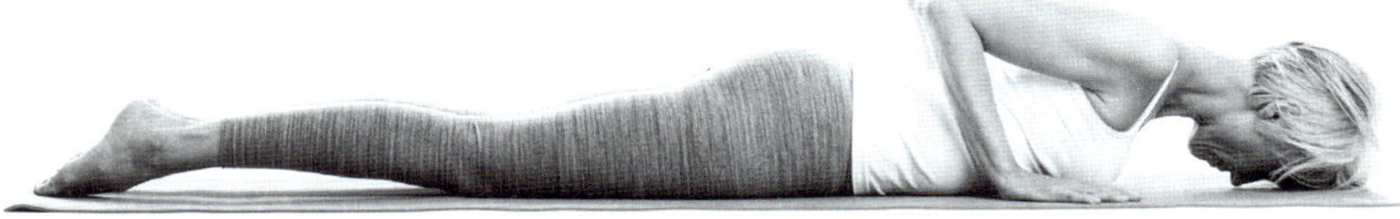

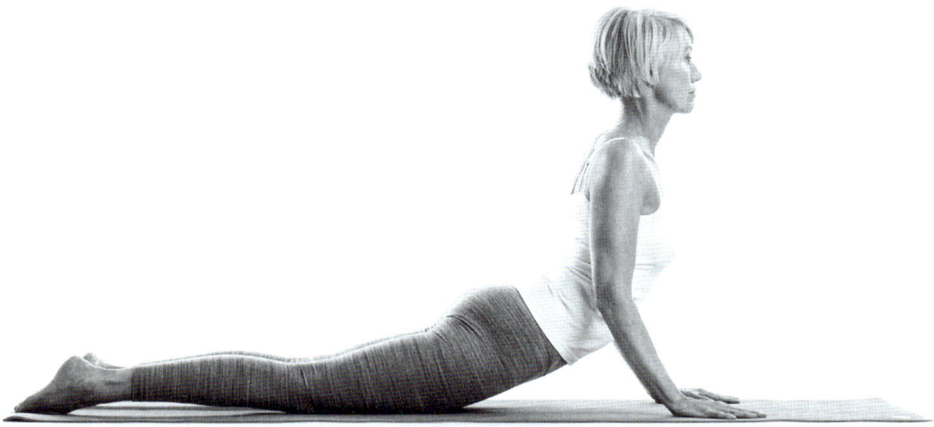

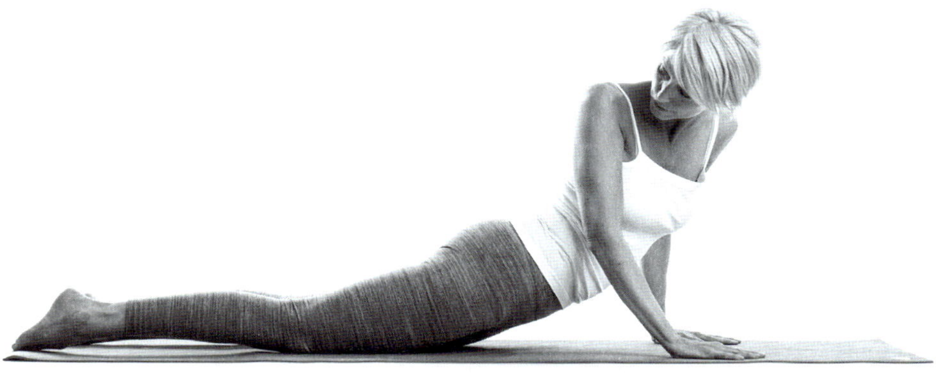

Kobra mit seitlicher Drehung

STELLUNG

Leg dich mit gestreckten Beinen auf den Bauch. Die Beine sind etwas gespreizt, die Zehen in die Matte gedrückt, sodass der Fuß auf dem Ballen aufliegt. Die Hände neben der Brust aufsetzen. Die Finger zeigen dabei nach vorn, die Ellbogen nach hinten. Die Stirn liegt auf der Unterlage.
Sanft den Kopf und dann die Brust heben, die Arme strecken und so weit hochkommen, dass die Ellbogen nur noch ganz leicht gebeugt sind. Nach vorn schauen.
Den Kopf und den oberen Rücken so drehen, dass du über deine linke Schulter schaust. Gut wäre es, wenn du deinen rechten Fuß sehen könntest. Auf diese Weise wird dein gesamter Bauch diagonal gedehnt.
In dieser Stellung ein paar Sekunden verharren. Nach vorn zurückkommen und die Drehung zur anderen Seite machen, ohne den Körper abzusenken. Erst nach der Drehung zur anderen Seite den Körper wieder zur Mitte bringen und absenken, sodass die Stirn wieder auf der Unterlage liegt.

WIEDERHOLUNGEN

3 bis 5 Mal zu beiden Seiten

ATMUNG

Alternative 1
Natürliche Atmung
Alternative 2
Beim Aufrichten einatmen. Während der Drehbewegung den Atem anhalten. Beim Absenken ausatmen.

AUFMERKSAMKEIT

Die Aufmerksamkeit richtet sich auf die Dehnung im Bauch und Rücken.

ACHTUNG!

Geh vorsichtig mit deinem Rücken um und bleib nicht länger in der Stellung, als es sich gut anfühlt. Es braucht ein bisschen Training, bis du länger in der Drehung bleiben kannst.

WIRKUNG

Diese Übung regt die Darmfunktion an, hält das Rückgrat geschmeidig, fördert die Durchblutung der inneren Organe und wirkt vorbeugend gegen Verstopfung.

Palme

STELLUNG

Stell dich auf deine Matte. Die Fußsohlen liegen ganz auf, die Beine stehen hüftbreit auseinander. Die Arme hängen seitlich vom Körper. Nach vorn schauen.
Die Hände vor dem Körper falten; die Handflächen zeigen nach unten.
Mit gefalteten Händen die Arme über den Kopf heben und so hoch wie möglich strecken.
Auf die Zehenspitzen stellen und noch weiter hochstrecken. Versuch dabei so ruhig wie möglich zu stehen.
Wenn es dir schwerfällt, auf Zehenspitzen ruhig zu stehen, kannst du auch ein wenig vor und zurück trippeln.
Um die Stellung aufzulösen, die Füße absenken, dann die Arme herunternehmen und die Hände seitlich am Körper hängen lassen.
Ein paar Sekunden ausruhen.

WIEDERHOLUNGEN

5 bis 10 Mal

ATMUNG

Beim Hochstrecken einatmen.
Beim Halten Atem anhalten.
Beim Absenken ausatmen.

AUFMERKSAMKEIT

Die Aufmerksamkeit richtet sich auf den Atem, die Streckung und das Gleichgewicht.

ACHTUNG!

Achte darauf, den ganzen Körper so gestreckt zu halten, dass sich eine Linie von den Zehen durch den Körper bis zu den Händen ergibt.

WIRKUNG

Diese Übung regt die Verdauung an und massiert die inneren Organe. Sie dehnt das Rückgrat und fördert die seelische und körperliche Balance.

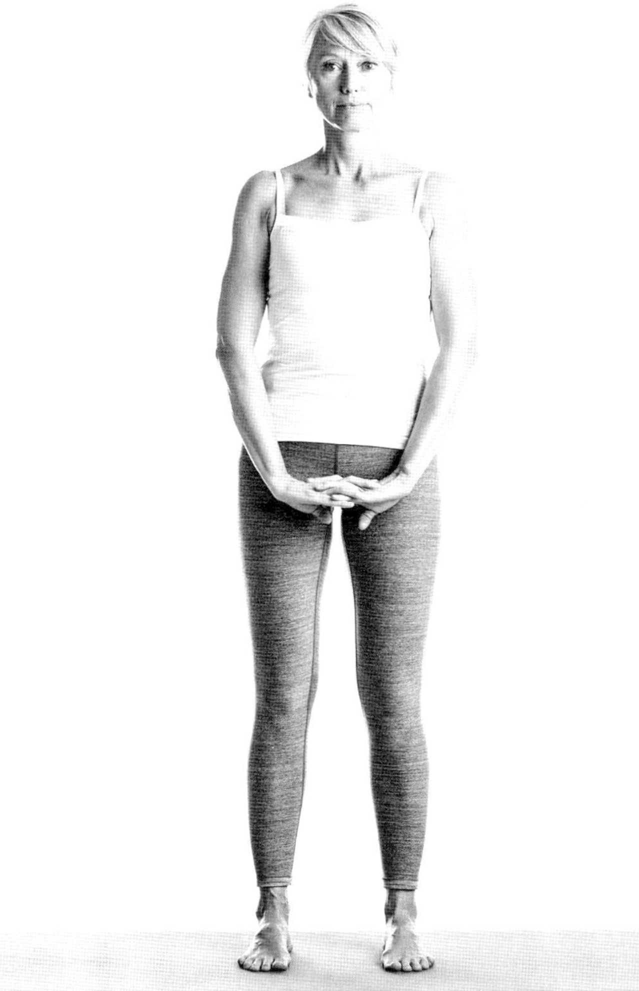

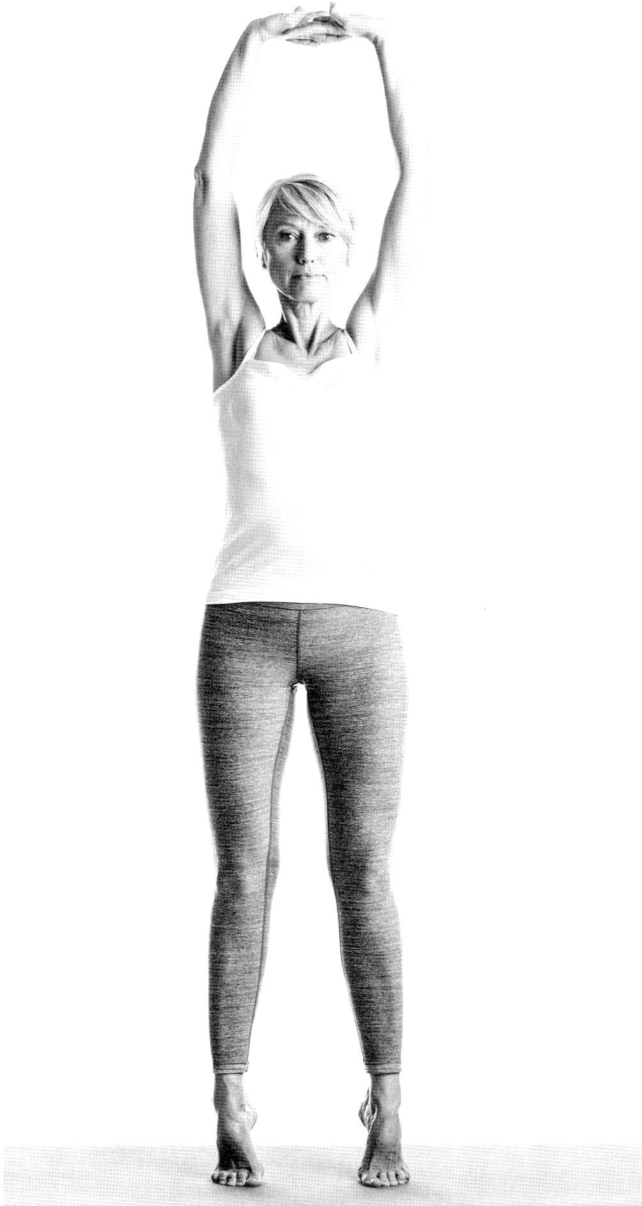

Pumpe

STELLUNG

Hock dich so hin, dass die Fußsohlen ganz auf der Unterlage stehen.
Die Arme zwischen die Knie nehmen, die Handflächen nach oben gerichtet unter die Füße schieben.
Zur Decke blicken.
Aufstehen, indem du die Beine streckst und Rücken und Kopf zum Boden beugst. Die Hände bleiben unter den Füßen; Rücken und Kopf sollten ganz locker hängen.
Wieder hinhocken und zur Decke blicken.

WIEDERHOLUNGEN

5 bis 10 Mal der gesamte Ablauf

ATMUNG

Beim Absenken tief einatmen.
Beim Aufstehen kräftig ausatmen.

AUFMERKSAMKEIT

Die Aufmerksamkeit liegt auf der Atmung und der koordinierten Bewegung.

ACHTUNG!

Lass die Fußsohlen ganz auf dem Boden. Wenn nötig, leg dir etwas unter die Fersen, zum Beispiel eine zusammengelegte Decke. Bei dieser Übung solltest du besonders kräftig ein- und ausatmen.

WIRKUNG

Diese Übung regt die Darmfunktion an. Sie entspannt und löst aber auch die Muskeln im Rücken und Nacken.

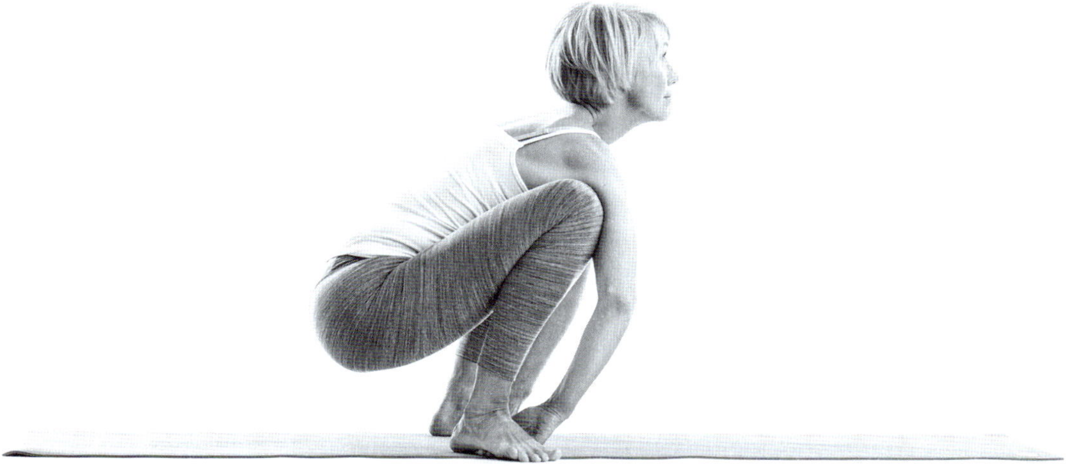

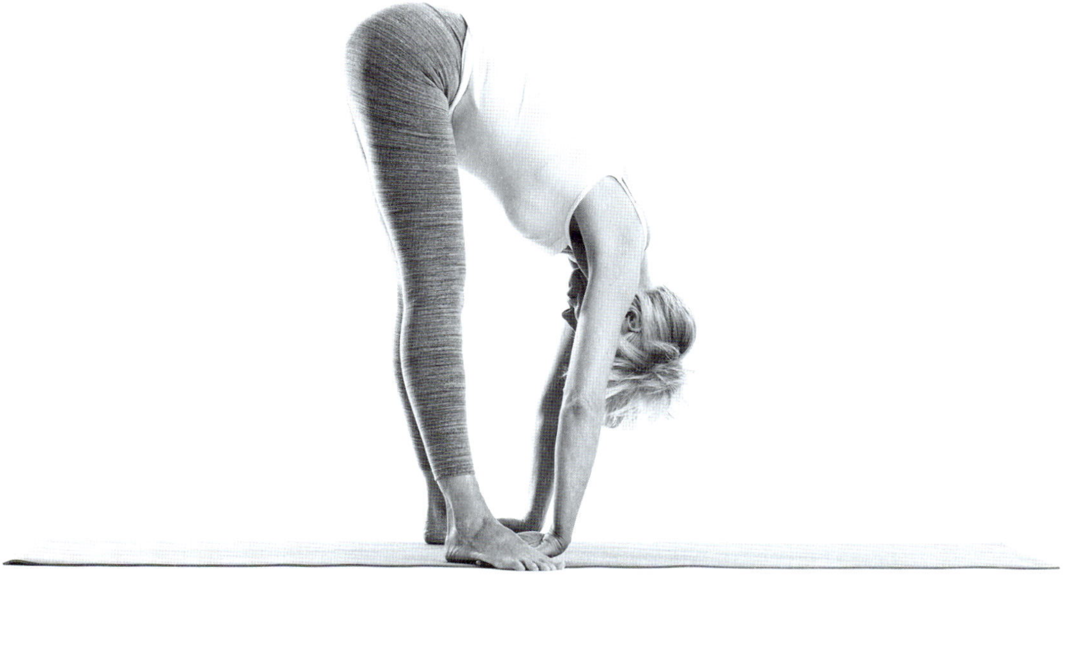

Ganz still liegen

STELLUNG

Leg dich auf den Rücken, die Arme an den Seiten in einem natürlichen Winkel von den Schultern, etwa 15 cm vom Körper entfernt. Die Handflächen zeigen nach oben. Die Beine sind ausgestreckt und etwas voneinander entfernt.
Zieh das Kinn ganz leicht zur Brust, sodass der Nacken gerade ist. Der Hinterkopf liegt auf der Unterlage. Die Augen sind geschlossen.

DAUER

10 bis 20 Minuten

ATMUNG

Natürliche Atmung

AUFMERKSAMKEIT

Richte deine Aufmerksamkeit auf den Körper und nimm wahr, wie dein Körper auf der Unterlage ruht. Fühl die Kontaktpunkte, an denen der Körper den Boden berührt.
Jetzt richtest du deine Aufmerksamkeit auf verschiedene Stellen im Körper. Du kannst den Körperteilen nachspüren, an sie denken oder sie vor dir sehen. Mit den Fingern der rechten Hand anfangen, dann mit der Handfläche, dem Handgelenk, Unterarm, Oberarm, Achselhöhle, Schulter fortfahren. Die rechte Körperseite, Oberschenkel, Knie, Unterschenkel, Ferse, Fuß und alle Zehen des rechten Fußes.
Geh mit der Aufmerksamkeit zur linken Seite über. Die Finger der linken Hand, die Handfläche, das Handgelenk, Unterarm, Oberarm, Achselhöhle, Schulter, linke Körperseite, Oberschenkel, Knie, Unterschenkel, Ferse, Fuß und alle Zehen.

Richte deine Aufmerksamkeit jetzt auf die rechte Pobacke, die linke Pobacke, die rechte Seite des Rückens, die linke Seite des Rückens, das rechte Schulterblatt, das linke Schulterblatt, den Nacken, den Kopf, das Gesicht. Es folgen Hals, rechtes Schlüsselbein, linkes Schlüsselbein, rechte Brustseite, linke Brustseite, der ganze Brustkorb, Oberbauch, Nabel, Unterbauch und der Unterleib.

Richte deine Aufmerksamkeit jetzt auf das gesamte rechte Bein, dann auf das linke Bein, den ganzen rechten Arm, den ganzen linken Arm und schließlich auf Kopf und Gesicht.

Richte deine Aufmerksamkeit auf den gesamten Körper und versuch, ihn im Ganzen zu spüren. Ein ganzer, zusammenhängender Körper.

Jetzt wendest du deine Aufmerksamkeit deinem Atem zu und achtest darauf, wie du ein- und ausatmest. Spür, was der Atem in deinem Körper tut. Du atmest durch die Nase ein und aus und spürst dem Atem nach.

Achte auf die Bewegungen im Körper, wenn du atmest. Bei jedem Atemzug bewegt sich dein Körper. Achte wieder auf deinen ganzen Körper. Nimm dein Körpergefühl wahr. Jede noch so kleine Gefühlsregung kannst du wahrnehmen.

Wende deine Aufmerksamkeit jetzt wieder deinem Atem zu und nimm wahr, wie du durch die Nase ein- und ausatmest.

Zum Schluss und um den Zustand der Entspannung zu verlassen, nimmst du die Aufmerksamkeit vom Körper weg und spürst nach, wie du auf der Matte liegst. Dann nimmst du den Raum wahr, in dem du liegst, und hörst auf die Geräusche um dich herum.

Streck dich und öffne langsam die Augen.
Die Entspannungsübung ist beendet.

ACHTUNG!
Versuch während dieser Übung wirklich ganz still zu liegen und deinen Körper nicht zu bewegen. Halte die Aufmerksamkeit im Körper. Wenn Gedanken aufkommen, schau sie dir kurz an und führe deine Konzentration dann wieder zurück.

WIRKUNG
Entspannt, beruhigt und sammelt den Körper. Richtet die Aufmerksamkeit nach innen. Stärkt die Konzentration und die Fähigkeit, im Hier und Jetzt zu sein.

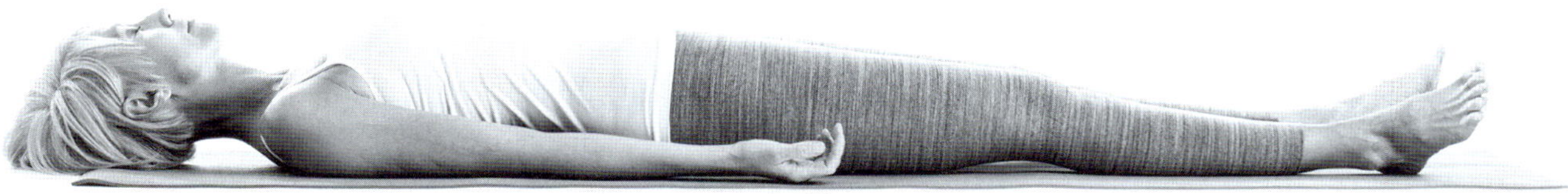

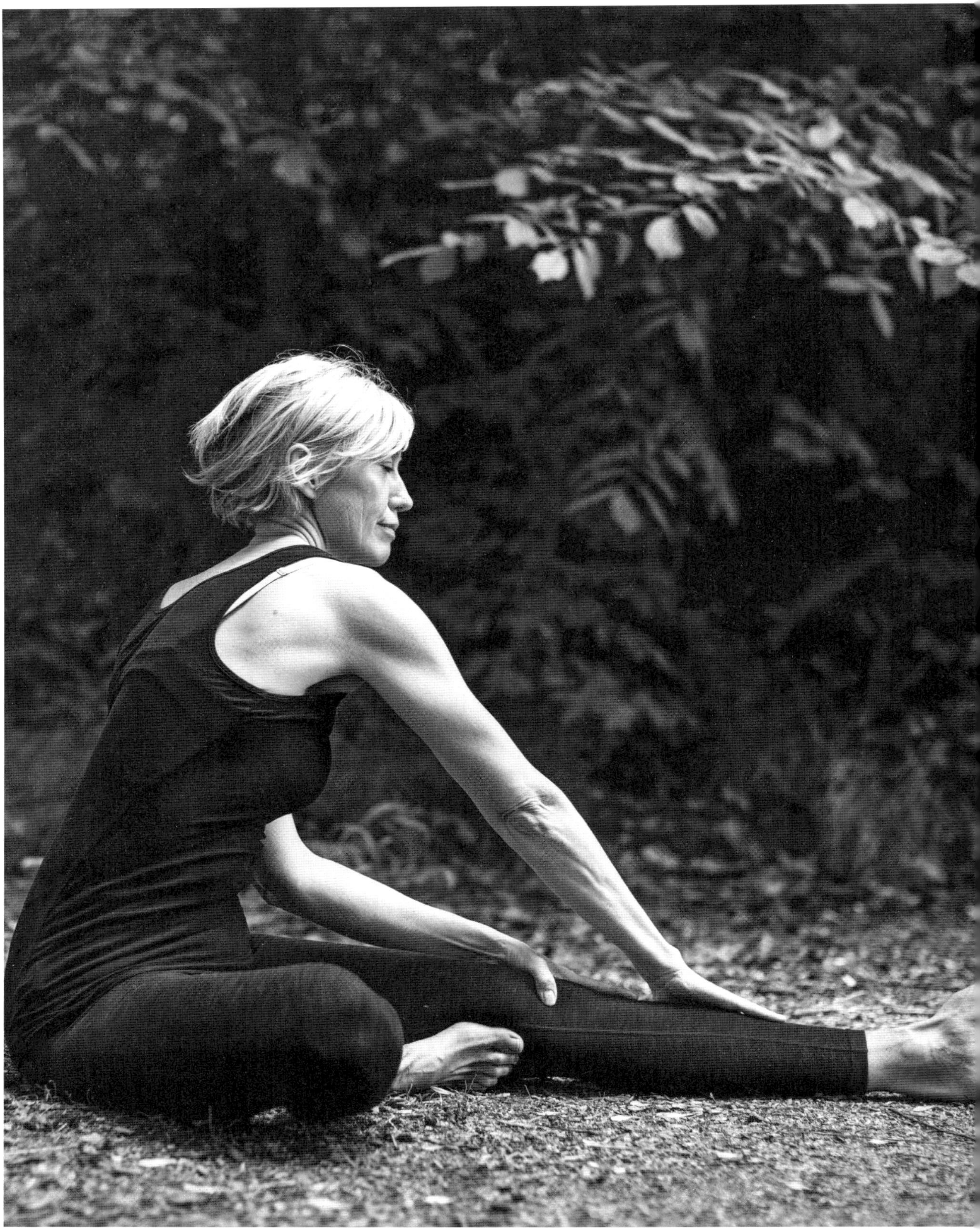

Programm für mehr Geschmeidigkeit in Rücken, Nacken und Schultern

(30 – 60 Minuten)

Es ist wichtig, das Rückgrat geschmeidig und beweglich zu halten. So bleibt unser Rücken gesund und stark und vor allem frei von Verspannungen und Schmerzen. Viele Anspannungen unseres Alltags lagern sich im Rücken ab und führen zu Verspannungen der Rückenmuskulatur. Die Folgen sind Schmerzen häufig im unteren Rücken, in den Schultern und auch im Nacken – mit daraus folgenden Kopfschmerzen.

Zu viel sitzende Tätigkeit im Alltag und die zunehmende Verwendung digitaler Geräte führen zu einer unnatürlichen Haltung des Rückens und Nackens. Ein allgemeiner Bewegungsmangel ist die Folge. Es ist also ganz wichtig, sich ausreichend zu bewegen und Übungen einzubauen, die die Durchblutung und die Beweglichkeit fördern.

Im Yoga spielt das Rückgrat eine besondere Rolle im Interesse eines ausbalancierten Körpers. Ist der Rücken im Gleichgewicht, dann ist der ganze Mensch im Gleichgewicht, und dann sind wir stark und stabil, im Körper und im Geist.

Das folgende Programm umfasst einfache Übungen, die man hintereinander durchführen kann, aber auch einzeln, wann immer man Zeit und Gelegenheit dazu hat. Diese Übungen stärken die Muskeln im Rücken, aber auch im Bauch und in der Brust, in den Schultern und im Nacken. Muskeln und Bindegewebe werden gedehnt, Spannungen werden aufgelöst und eine verbesserte Durchblutung und Beweglichkeit sorgen für ein Gefühl größerer Klarheit und Wachheit.

Bevor du zu schwierigeren Stellungen übergehst, solltest du deine Rückenmuskulatur gut aufwärmen. Und achte bitte darauf, dass du nichts erzwingst und deinem Rücken nichts abverlangst, wozu er (noch) nicht bereit ist. Gib dir genug Zeit.

Ganz still liegen

STELLUNG
Leg dich auf den Rücken, die Arme an den Seiten ausgestreckt in einem natürlichen Winkel von den Schultern, etwa 15 cm vom Körper entfernt. Die Handflächen zeigen nach oben. Die Beine sind ausgestreckt und ein wenig voneinander entfernt.
Zieh das Kinn leicht zur Brust, um den Nacken gerade zu halten. Der Hinterkopf liegt auf der Unterlage. Die Augen sind geschlossen.

DAUER
1 bis 4 Minuten

ATMUNG
Natürliche Atmung. Zum Abschluss, bevor du zum weiteren Programm übergehst, nimmst du 5 bis 10 tiefe, vollständige Atemzüge.

AUFMERKSAMKEIT
Richte deine Aufmerksamkeit auf deinen Körper und nimm wahr, wie du auf der Matte liegst. Spür dem Gefühl nach, dass dein Körper ganz still und bewegungslos daliegt. Erlebe, wie es sich anfühlt, ganz still zu liegen und sich nicht zu bewegen.

ACHTUNG!
Versuch wirklich ganz still zu liegen und dich nicht zu bewegen. Halte die Aufmerksamkeit ganz bei deinem Körper oder deinem Atem. Wenn Gedanken aufkommen, schau sie kurz an und wende deine Konzentration dann wieder dem Körper zu.

WIRKUNG
Diese Übung entspannt und beruhigt den Körper und sorgt für einen gesammelten Geist. Sie stärkt die Konzentration und die Fähigkeit, im Hier und Jetzt zu sein.

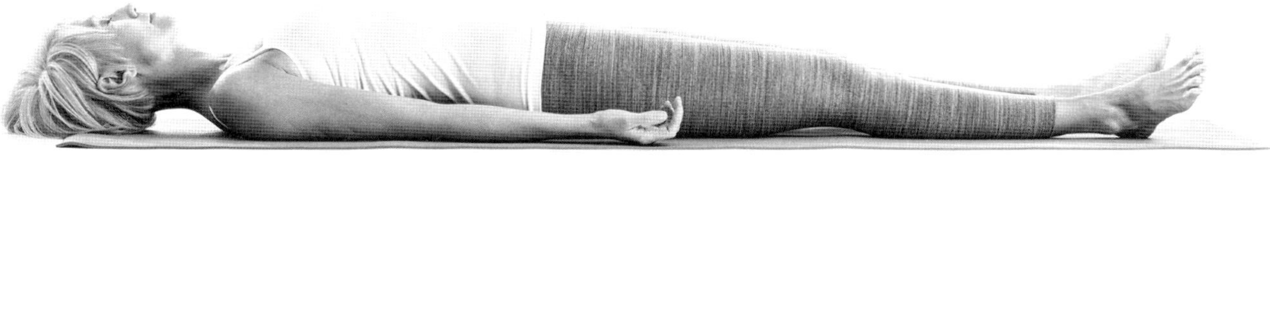

Bein und Arm heben

STELLUNG

Leg dich mit gestreckten, geschlossenen Beinen auf den Bauch. Die Stirn liegt auf der Matte auf, beide Arme sind nach vorn ausgestreckt. Arme und Beine bleiben während der gesamten Übung gestreckt.
Das rechte Bein und gleichzeitig den linken Arm und den Kopf so hoch wie möglich heben. Das Gesicht zeigt dabei zur Matte, sodass der Nacken gerade bleibt.
Jetzt das linke Bein und den rechten Arm (die noch auf dem Boden liegen) nach vorn und hinten strecken.
Ein paar Sekunden in dieser Stellung bleiben.
Dann Arm, Bein und Kopf gleichzeitig wieder auf die Matte senken.
Den Kopf nach links oder rechts drehen und abwarten, bis der Atem wieder normal geht.
Die Übung in entgegengesetzter Richtung wiederholen.

WIEDERHOLUNGEN

1 bis 5 Mal

ATMUNG

Alternative 1
Natürliche Atmung
Alternative 2
Beim Anheben von Bein, Arm und Kopf einatmen.
Beim Halten auch den Atem anhalten (oder während des Haltens natürlich weiteratmen und länger in der Stellung bleiben).
Beim Absenken von Bein, Arm und Kopf ausatmen.
Beim Ausruhen natürlich weiteratmen.

AUFMERKSAMKEIT

Die Aufmerksamkeit richtet sich auf den Atem und die diagonale Streckung des Körpers.

ACHTUNG!

Das Gesicht ist die ganze Zeit nach unten gerichtet, um den Nacken gerade zu halten.

WIRKUNG

Diese Übung ist gut für alle, die einen schwachen Rücken haben. Sie kräftigt vor allem die Lendenwirbelsäule (das „Kreuz“). Außerdem fördert sie die Konzentration, weil die Aufmerksamkeit sich auf die Koordination von Atem und Bewegung richtet.

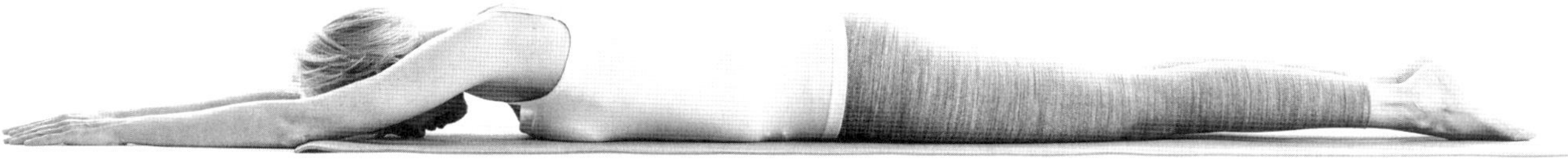

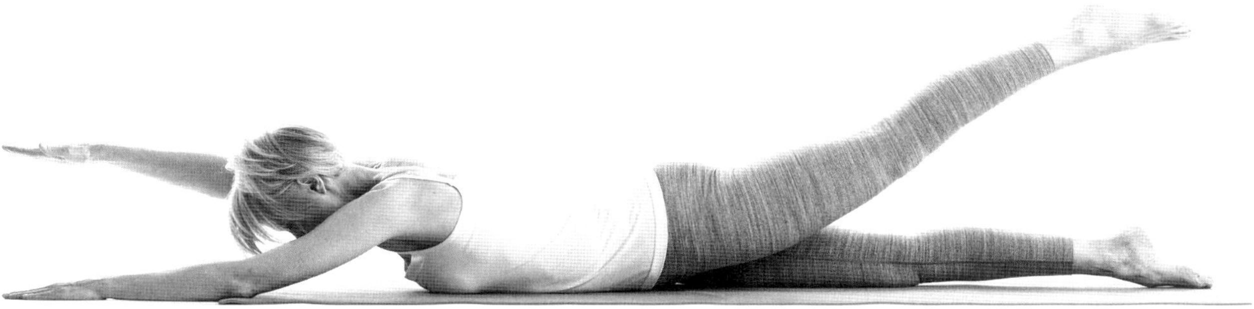

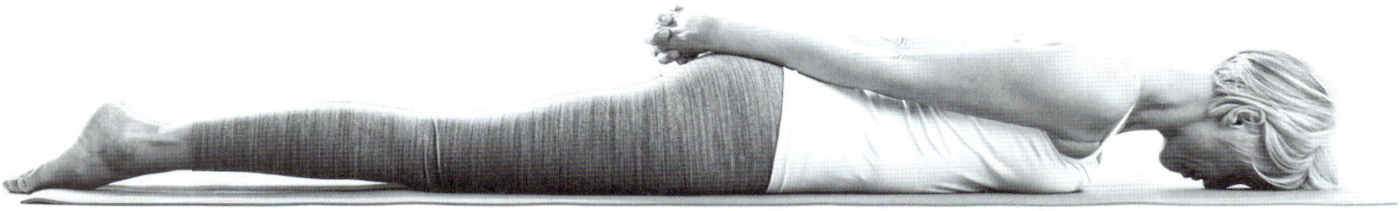

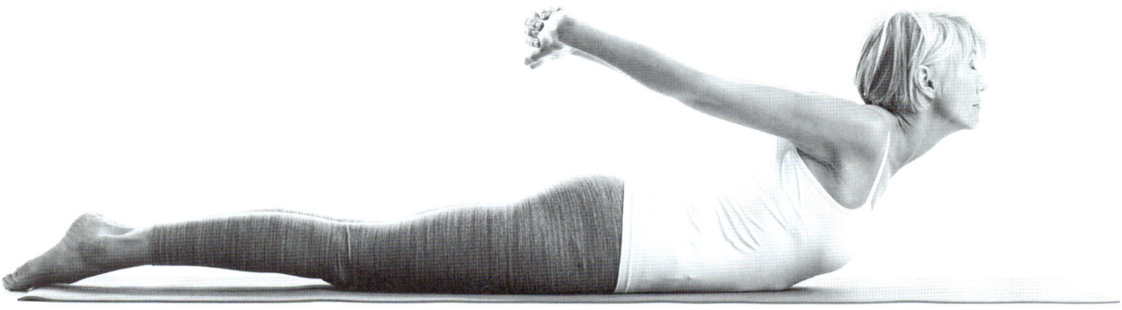

Schlange

STELLUNG

Leg dich mit gestreckten, geschlossenen Beinen auf den Bauch. Die Arme liegen gestreckt seitlich vom Körper, die Stirn liegt auf der Matte auf.
Die Hände hinter dem Rücken falten und ablegen.
Kopf, Brust und Oberkörper so hoch wie möglich anheben.
Die Arme mit den gefalteten Händen so weit wie möglich nach hinten/oben strecken. Stell dir vor, dass dich jemand nach hinten und oben zieht. Das Ziel ist, die Schulterblätter so stark wie möglich zusammenzuziehen und geradeaus nach vorn zu schauen.
Bleib ein paar Sekunden in dieser Stellung.
Um die Stellung aufzulösen, zuerst die Arme senken und auf dem Rücken ablegen, dann den Oberkörper auf die Matte absenken.
Die Hände lösen und seitlich vom Körper ausruhen lassen.
Den Kopf zu einer Seite drehen und entspannen.

WIEDERHOLUNGEN

1 bis 5 Mal

ATMUNG

Alternative 1
Natürliche Atmung
Alternative 2
Beim Anheben von Kopf, Oberkörper und Armen einatmen.
Beim Halten den Atem anhalten.
Beim Absenken ausatmen.
Während des Ausruhens natürlich weiteratmen.

AUFMERKSAMKEIT

Die Aufmerksamkeit richtet sich auf die Dehnung in den Schultern und die Streckung der Arme nach hinten und oben.

ACHTUNG!

Beide Beine müssen bei der Übung am Boden bleiben. Nur die Arme strecken sich nach hinten und oben.

WIRKUNG

Diese Übung hält das Rückgrat geschmeidig und dehnt die Arm- und Brustmuskulatur.

Bogen

STELLUNG

Leg dich mit gestreckten, geschlossenen Beinen auf den Bauch. Die Arme liegen seitlich vom Körper, die Stirn liegt auf der Matte auf.
Die Knie beugen und die Fußsohlen so eng an den Po ziehen wie möglich. Fußgelenke oder Spann mit beiden Händen umfassen.
Oberschenkel, Brust und Kopf von der Matte anheben.
Die Beine nach oben und hinten drücken und leicht schaukeln. Die Arme bleiben dabei gestreckt.
In dieser Stellung sind Rücken und Arme entspannt, aber gestreckt. Du arbeitest nur mit den Beinen, die du nach hinten und oben schiebst.
Bleib ein paar Sekunden in dieser Stellung.
Lös die Stellung langsam auf, indem du zuerst die Beine, den Oberkörper und den Kopf auf die Matte absenkst. Die Knie sind immer noch gebeugt, die Füße immer noch mit beiden Händen umfasst.
Bleib in dieser Haltung, bis du wieder normal atmest. Erst dann wiederholen.

WIEDERHOLUNGEN

3 bis 5 Mal. Zu Beginn kannst du wahrscheinlich nur kurz in der Stellung bleiben, aber du wirst die Übung länger machen können, wenn du kräftiger und mit der Übung vertrauter wirst.

ATMUNG

Alternative 1
Natürliche Atmung
Alternative 2
Beim Heben einatmen.
Beim Halten den Atem anhalten oder natürlich weiteratmen.
Beim Absenken ausatmen.

AUFMERKSAMKEIT

Die Aufmerksamkeit richtet sich auf den Atem, auf Bauch und Rücken und die Dehnung in Oberschenkeln und Schultern.

ACHTUNG!

Arbeite nur mit den Beinen, die du nach hinten und oben schiebst. Achte darauf, dass die Belastung für deinen unteren Rücken nicht zu stark wird.

WIRKUNG

Diese Übung wirkt auf das gesamte Verdauungssystem. Außerdem werden die Muskeln und Sehnen im Rücken und in den Beinen gedehnt.

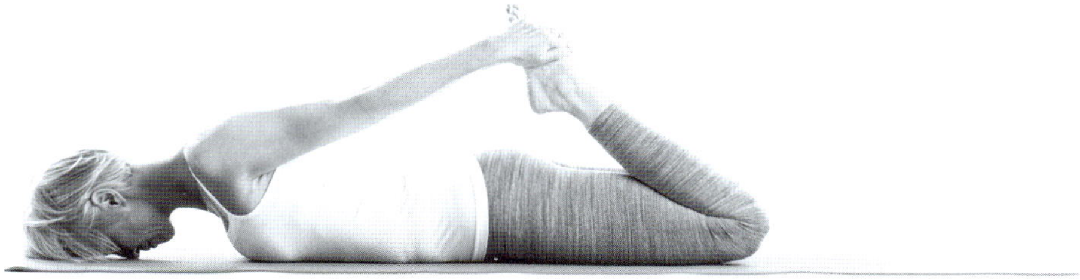

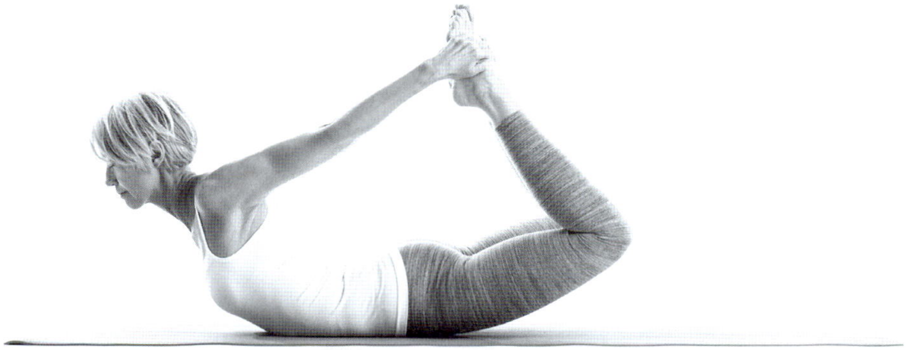

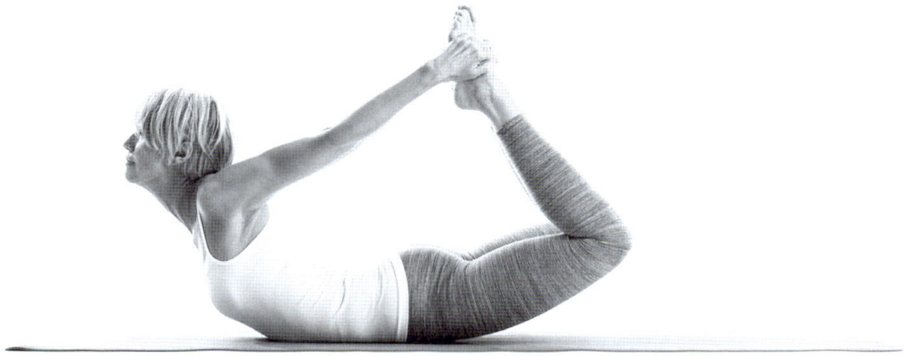

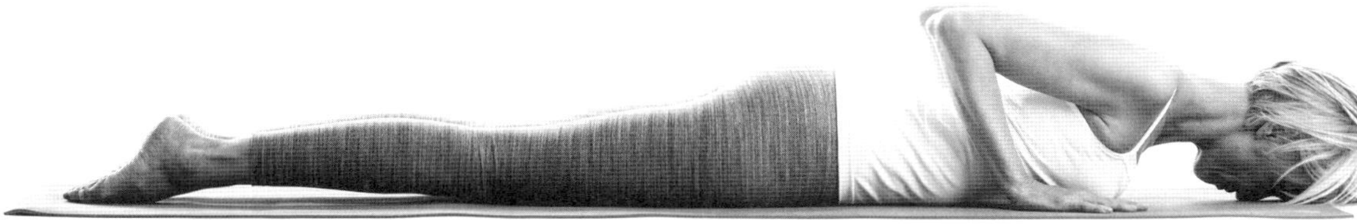

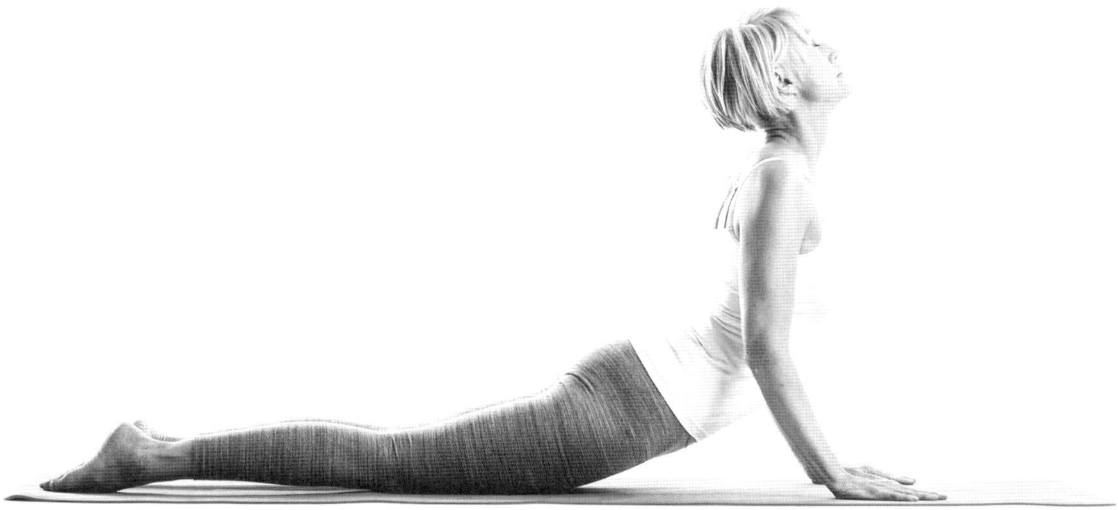

Kobra

STELLUNG

Leg dich mit gestreckten, geschlossenen Beinen auf den Bauch. Die Hände sind seitlich von der Brust aufgestellt. Die Finger zeigen nach vorn, die Arme bleiben ganz dicht am Körper, die Ellbogen zeigen nach hinten. Die Stirn liegt auf der Matte auf.
Zuerst den Kopf anheben, dann die Brust und den Oberkörper. Die Arme strecken, bis die Ellbogen nur noch leicht gebeugt sind.
Den Kopf leicht nach hinten nehmen, sodass das Kinn nach vorn zeigt.
Ein paar Sekunden in dieser Stellung bleiben.
Die Stellung auflösen, indem du den Kopf vorsichtig wieder nach vorn nimmst, dann die Arme beugst und dich auf die Matte absenkst. Am Schluss legst du auch die Stirn wieder auf die Matte.
Ruh dich in dieser Haltung kurz aus.

WIEDERHOLUNGEN

Bis zu 5 Mal. Mit der Zeit kannst du die Dauer, in der du in der Stellung bleibst, verlängern.

ATMUNG

Alternative 1
Natürliche Atmung
Alternative 2
Beim Aufrichten einatmen.
Beim Halten entweder den Atem anhalten oder natürlich weiteratmen.
Beim Absenken ausatmen.
In der Ruhephase natürlich weiteratmen.

AUFMERKSAMKEIT

Die Aufmerksamkeit richtet sich auf den Atem, die Bewegung, die Biegung des Rückens und die Dehnung der Vorderseite.

ACHTUNG!

Achte darauf, dass die Belastung für den unteren Rücken nicht zu stark wird. Im Zweifelsfall beugst du die Ellbogen etwas, damit die Belastung geringer wird.

WIRKUNG

Diese Übung beugt Rückenschmerzen vor und hält das Rückgrat geschmeidig. Die inneren Organe werden massiert, sodass auch die Verdauung gefördert wird.

Brücke

STELLUNG
Setz dich mit geradem Rücken und gestreckten Beinen hin. Die Hände sind hinter dem Rücken etwa 30 cm vom Po entfernt aufgestellt, die Finger zeigen nach hinten, die Ellbogen sind gestreckt.
Den Po von der Matte heben.
Der Kopf hängt entspannt nach hinten.
Das Becken so hoch wie möglich schieben, wobei die Fußsohlen ganz auf der Matte aufliegen sollten.
Arme und Beine bleiben während der gesamten Übung gestreckt.
Ein paar Sekunden in dieser Stellung bleiben.
Die Stellung auflösen, indem du den Po zur Matte absenkst und dich aufsetzt.

WIEDERHOLUNGEN
Bis zu 10 Mal. Je kräftiger du wirst, desto länger kannst du in der Stellung verharren.

ATMUNG
Alternative 1
Natürliche Atmung
Alternative 2
Beim Sitzen einatmen
Beim Hochschieben und Halten Atem anhalten.
Beim Absenken ausatmen.

AUFMERKSAMKEIT
Die Aufmerksamkeit richtet sich auf die Koordination von Atem und Bewegung.

ACHTUNG!
Schieb dich so hoch wie möglich. Der Körper sollte dabei angespannt bleiben, sodass der Po nicht durchhängt.

WIRKUNG
Diese Übung stärkt die Bauchmuskeln und den Rücken. Besonders gut ist sie für den oberen Rücken und die Schultern.

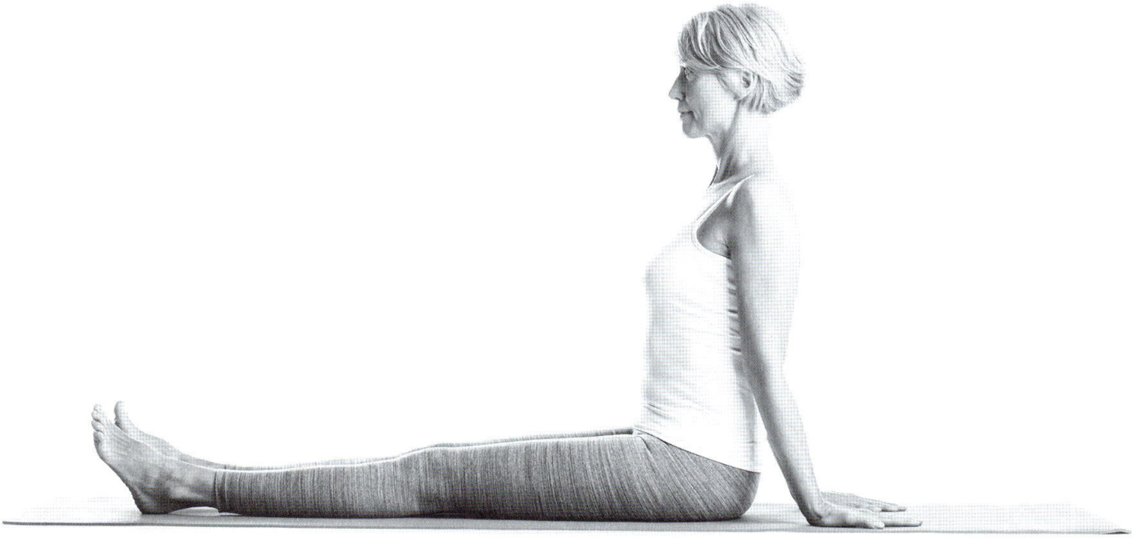

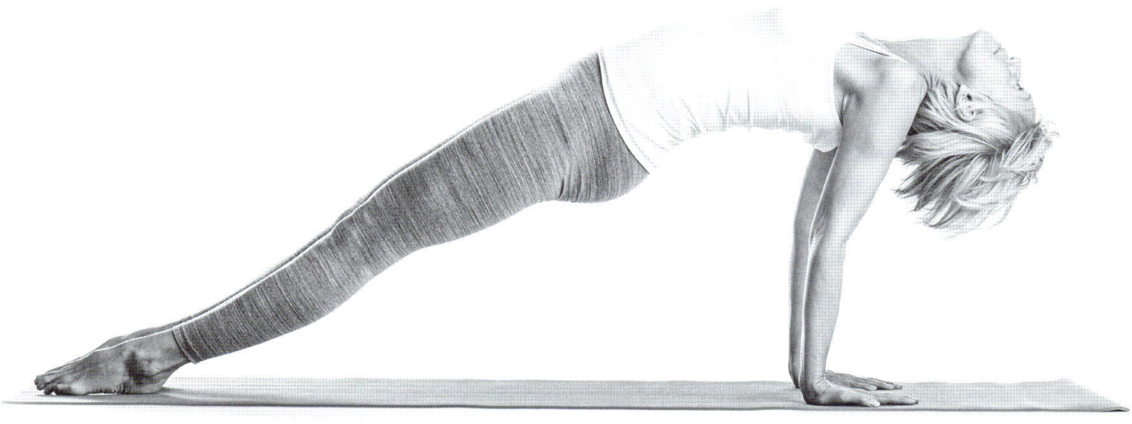

Rückenstreckung über ein Bein

STELLUNG

Setz dich mit geradem Rücken und gestreckten Beinen hin. Die Hände liegen auf den Knien.
Das rechte Bein beugen und die Fußsohle so nah am Körper wie möglich am inneren Oberschenkel anlegen. Dabei auf beiden Sitzhöckern sitzen bleiben. Wenn dir das schwerfällt, leg die Fußsohle weiter unten am Bein an.
Beide Arme über den Kopf strecken.
Langsam über das gestreckte Bein nach vorn beugen und die Hände so weit unten wie möglich auf die Außenseite des gestreckten Beins legen.
Rücken, Kopf und Bauch locker lassen, in der Stellung verharren.
Die Stellung langsam auflösen, indem du dich aufrichtest, bis du wieder mit gestreckten Beinen und geradem Rücken sitzt.
Zur anderen Seite wiederholen.

WIEDERHOLUNGEN

Anfänger sollten zu jeder Seite 5 Beugen machen und die Stellung nur kurz halten. Mit der Zeit kannst du die Stellung bis zu 5 Minuten halten, dann aber nur 1 Mal zu jeder Seite.

ATMUNG

Alternative 1
Natürliche Atmung
Alternative 2
Beim Strecken der Arme über den Kopf einatmen.
Beim Nach-vorn-Beugen ausatmen.
In der Stellung tiefe, vollständige Atemzüge machen und bei jedem Atemzug noch etwas tiefer in die Stellung hineingehen.

AUFMERKSAMKEIT

Die Aufmerksamkeit richtet sich auf die Dehnung im Rücken und auf den Atem. Bei jedem Ausatmen, in der kleinen Pause vor dem nächsten Einatmen, lässt du den Körper locker und gehst wenn möglich noch etwas tiefer in die Stellung hinein.

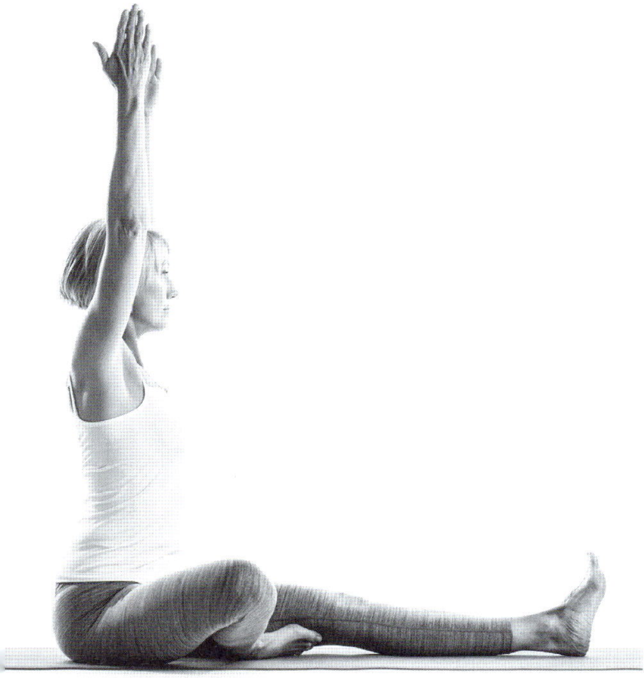

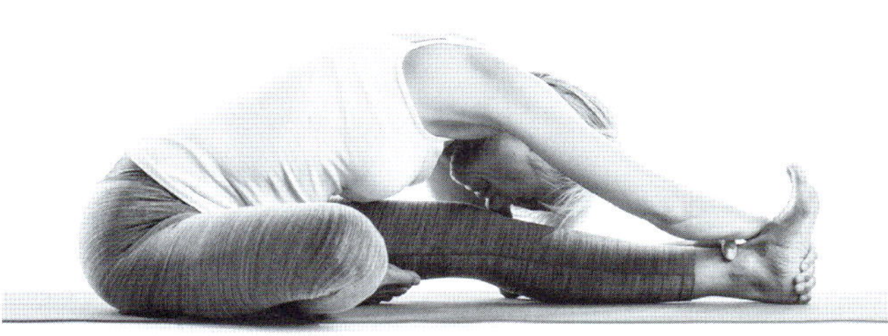

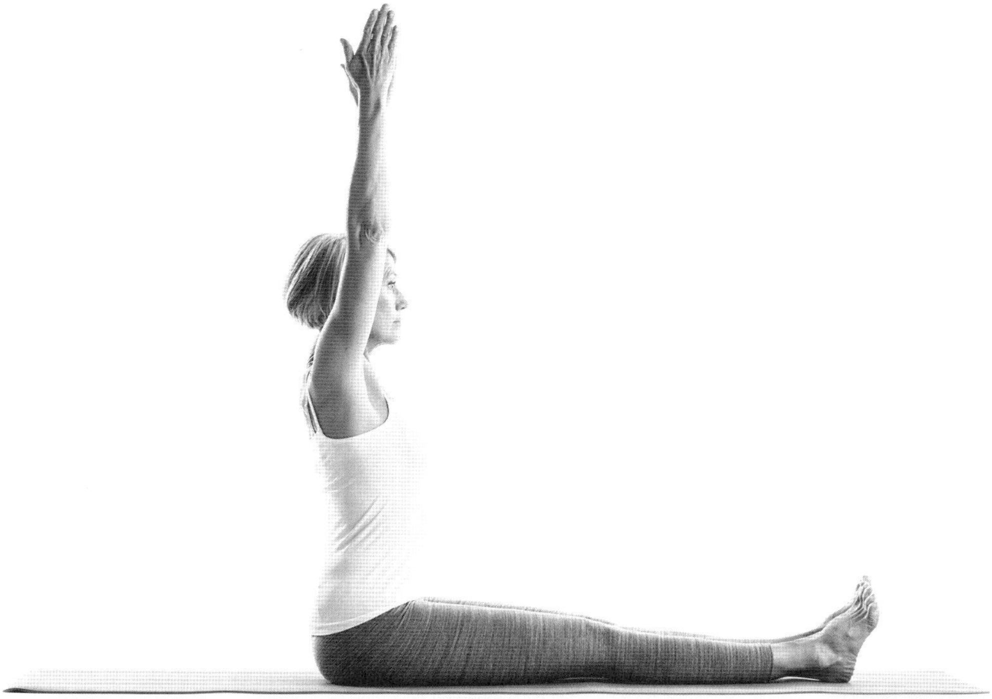

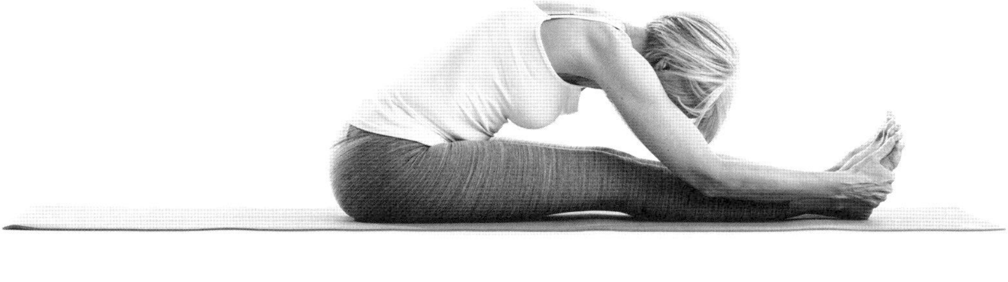

Rückenstreckung über beide Beine

STELLUNG

Setz dich mit geradem Rücken und gestreckten Beinen hin. Die Hände liegen auf den Knien.
Die Arme über den Kopf hochstrecken.
Langsam nach vorn beugen. Die Beugung beginnt in den Hüften. Erst wenn du in der Hüfte nicht mehr tiefer kommst, beugst du den Rücken.
Die Hände an den Beinen entlang so weit wie möglich nach unten gleiten lassen. Wenn möglich, Zeige- und Mittelfinger um die großen Zehen haken.
Den Kopf entspannt hängen lassen.
Einige Sekunden in dieser Stellung bleiben, ohne Druck auszuüben. Den ganzen Körper entspannen. Nach einem Weilchen wirst du spüren, dass der Körper nachgibt und dass du noch tiefer in die Stellung hineinkommst. Wenn möglich, den Kopf auf den Knien ablegen.
Die Stellung langsam wieder auflösen und in die Ausgangsstellung zurückkommen.

WIEDERHOLUNGEN

Anfänger sollten die Übung 5 Mal machen und nur kurz in der Stellung verharren. Wenn du die Übung besser kennst und einige Male gemacht hast, kannst du bis zu 5 Minuten in der Stellung bleiben, dann aber nur einmal.

ATMUNG

Beim Ausstrecken der Arme einatmen. Beim Nach-vorn-Beugen ausatmen. Natürlich weiteratmen, wenn möglich mit tiefen, ruhigen Atemzügen, solange du in der Stellung bleibst. Bei jedem Ausatmen den Körper noch etwas mehr locker lassen.

AUFMERKSAMKEIT

Die Aufmerksamkeit richtet sich auf die Dehnung im Rücken und auf den Atem. Bei jedem Ausatmen, in der kleinen Pause vor dem nächsten Einatmen, lässt du den Körper locker und gehst wenn möglich noch etwas tiefer in die Stellung hinein.

ACHTUNG!

Bei Ischias-Beschwerden oder Bandscheibenvorfall ist diese Übung nicht geeignet.

WIRKUNG

Diese Übung dehnt die Rücken- und Oberschenkelmuskeln, macht das Kreuz flexibler und fördert die Durchblutung der Nerven und Muskeln im Rücken.

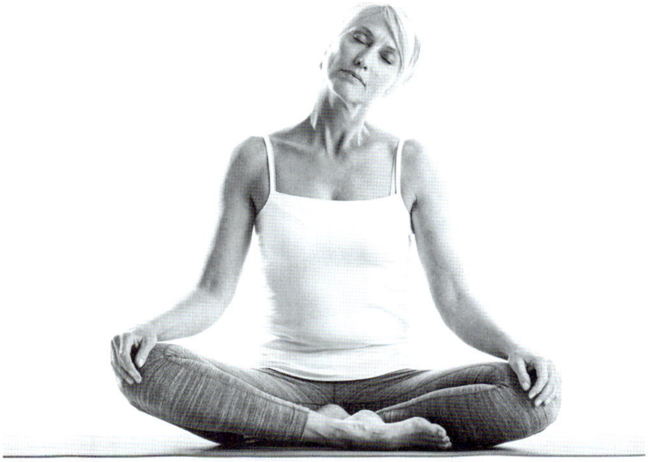

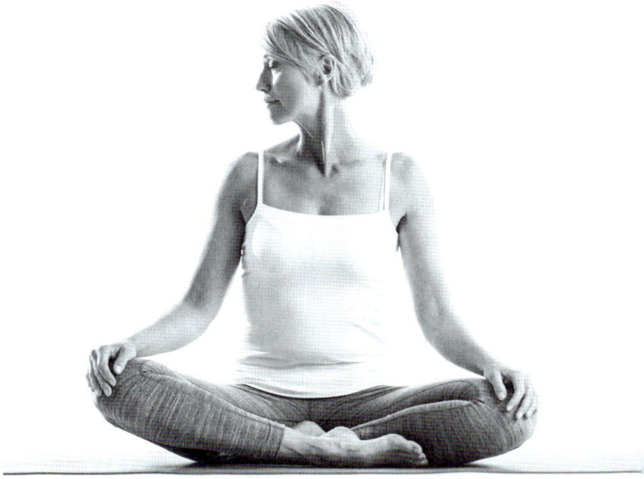

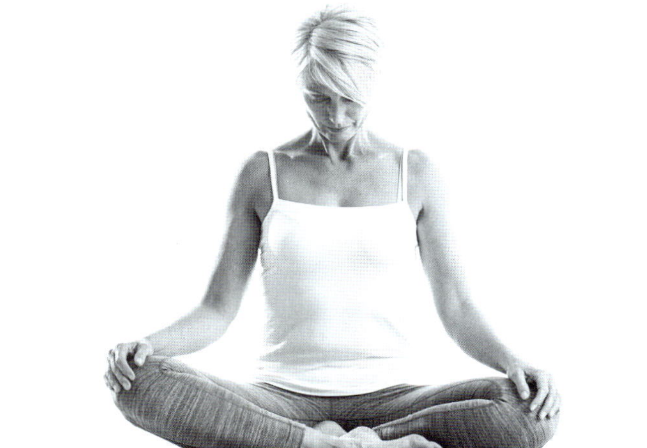

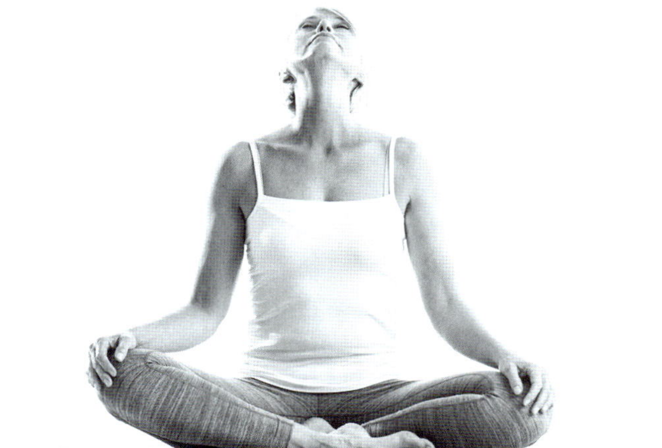

Halsdehnung

STELLUNG

Setz dich entspannt und mit geradem Rücken hin, in den Schneidersitz, in den Diamantsitz oder auf einen Stuhl. Wenn du auf einem Stuhl sitzt, stell beide Fußsohlen auf den Boden. Die Hände liegen auf den Oberschenkeln, den Knien oder im Schoß. Das Gesicht ist nach vorn gerichtet, die Augen geschlossen.

❶

Den Kopf langsam nach rechts kippen, sodass das rechte Ohr zur rechten Schulter zeigt. Das Gesicht bleibt nach vorn gerichtet.
Einige Sekunden in dieser Stellung bleiben, dann den Kopf langsam wieder heben und nach links kippen lassen.
Nacken und Hals bleiben ganz entspannt.

WIEDERHOLUNG

Zu jeder Seite 5 bis 10 Mal

ATMUNG

Natürliche Atmung

ACHTUNG!

Das Gesicht ist während dieser Übung immer nach vorn gerichtet.
Nur der Nacken bewegt sich, der übrige Körper bleibt ruhig.
Du solltest bei dieser Übung keinen Druck ausüben, das Eigengewicht des Kopfes genügt.

❷

Den Kopf so ausrichten, dass das Gesicht nach vorn schaut und der Nacken gerade ist. Den Kopf dann so weit wie möglich nach rechts drehen. Einige Sekunden in dieser Stellung bleiben, dann den Kopf langsam nach links drehen. Der Nacken bleibt dabei gerade, die Schultern und der ganze Körper sind ruhig.

WIEDERHOLUNGEN

Zu beiden Seiten 5 bis 10 Mal

ATMUNG

Natürliche Atmung

ACHTUNG!

Der Nacken bleibt bei der gesamten Übung gerade.
Nur der Nacken bewegt sich, der übrige Körper bleibt ruhig.
Mach die Übung langsam und üb dabei keinen Druck aus.

3

Den Kopf so ausrichten, dass das Gesicht nach vorn schaut und der Nacken gerade bleibt.
Den Kopf langsam nach vorn sinken lassen, wenn möglich so weit, dass das Kinn auf die Brust sinkt.
Den Kopf ganz entspannt hängen lassen, dann langsam wieder aufrichten.
Den Nacken strecken und den Kopf langsam nach hinten sinken lassen, sodass das Kinn nach oben zeigt.
In dieser Stellung einen Moment verharren, dann den Kopf langsam wieder in die Ausgangsposition bringen.

WIEDERHOLUNGEN
In beide Richtungen 5 bis 10 Mal

ATMUNG
Natürliche Atmung

ACHTUNG!
Nur der Nacken bewegt sich, der Rücken und der gesamte Körper bleiben ganz ruhig. Beweg den Kopf nicht weiter nach vorn und nach hinten, als es sich gut anfühlt. Üb keinen Druck aus. Wenn du den Kopf nach hinten sinken lässt, streck den Nacken und führ die Bewegung langsam aus. Nie weiter gehen, als es sich gut anfühlt.

4

Jetzt ist deine Nackenmuskulatur aufgewärmt und du kannst die drei Übungen zu einem Kreis zusammenführen.
Den Kopf zuerst nach vorn sinken lassen, dann langsam zur rechten Seite rollen, weiter nach hinten, dann zur linken Seite und zum Schluss wieder nach vorn.
Während der gesamten Übung hängt der Kopf locker und entspannt. Die leichte, rollende Kreisbewegung kommt ausschließlich aus dem Nacken.
Die Kreisbewegung in entgegengesetzter Richtung wiederholen.

WIEDERHOLUNGEN
5 bis 10 Mal in jede Richtung

ATMUNG
Natürliche Atmung

AUFMERKSAMKEIT
Sowohl beim Aufwärmen als auch bei der vollständigen Kreisbewegung richtet sich die Aufmerksamkeit auf die Bewegung im Nacken.

ACHTUNG!
Nur der Nacken bewegt sich, der übrige Körper bleibt ganz ruhig. Mach die Übung sehr, sehr langsam.

WIRKUNG
Diese Übung fördert die Beweglichkeit und die Durchblutung des Nackens. Sie befreit von Verspannungen und Steifheit im Nacken, Kopfbereich und Schultern. Außerdem gibt sie Ruhe und Klarheit und verstärkt das Gefühl, im Hier und Jetzt zu sein.

5
Nach Abschluss der Übung bleibst du noch ein wenig mit geschlossenen Augen sitzen und spürst der Wirkung nach.

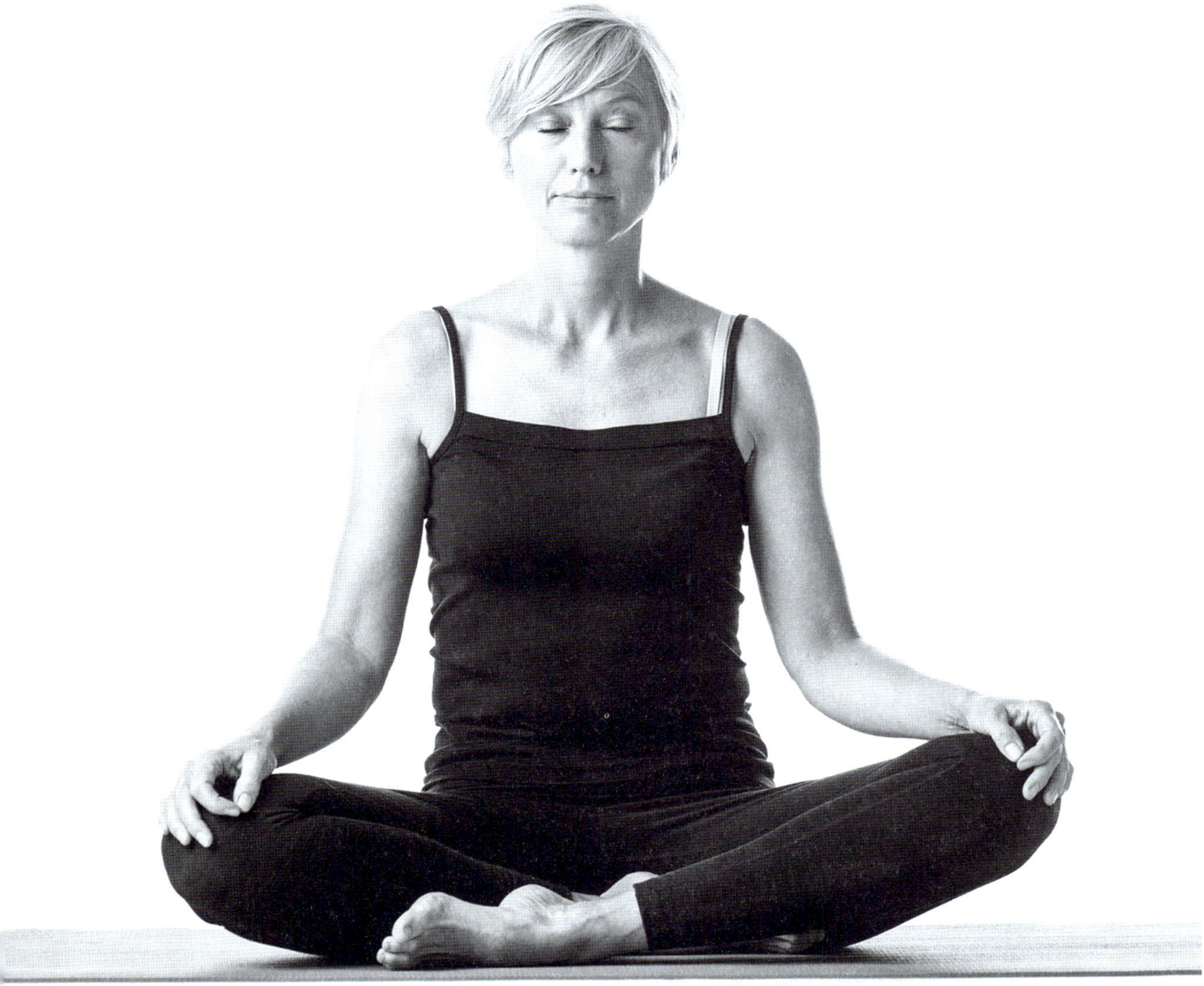

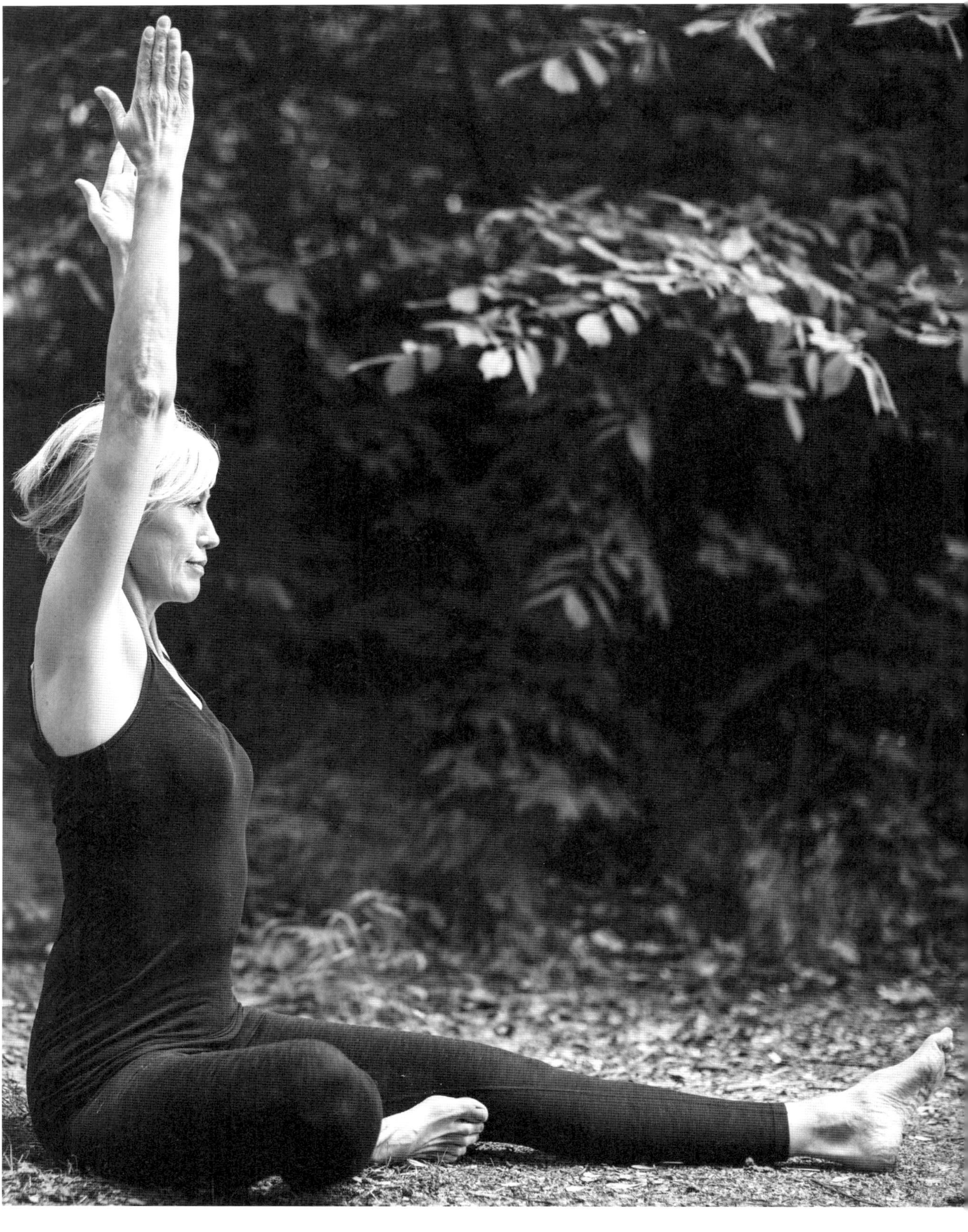

»Im Yoga spielt das Rückgrat eine besondere Rolle im Interesse eines ausbalancierten Körpers. Ist der Rücken im Gleichgewicht, dann ist der ganze Mensch im Gleichgewicht, und dann sind wir stark und stabil, im Körper und im Geist.«

Kamel

STELLUNG

Möglichkeit 1

Knie dich hin und stütz die Hände ins Kreuz. Ober- und Unterschenkel bilden einen rechten Winkel. Das Gesicht ist nach vorn gerichtet.
Den Oberkörper langsam nach hinten beugen, die Hüften nach vorn schieben.
Den Kopf langsam nach hinten beugen, aber nur so weit, wie es sich gut anfühlt.
In dieser Stellung ein paar Sekunden verharren.
Die Stellung langsam auflösen, indem du den Kopf nach oben nimmst und dann den Körper in die Ausgangsstellung zurückbringst.

Möglichkeit 2

Knie dich hin und stütz die Hände ins Kreuz.
Oberkörper und Kopf langsam nach hinten beugen und die Hüften nach vorn schieben, sodass Ober- und Unterschenkel einen rechten Winkel bilden.
Die rechte Hand auf die rechte Ferse, die linke Hand auf die linke Ferse legen.
Den Nacken entspannen und den Kopf langsam sinken lassen.
Die Stellung langsam auflösen, indem du den Kopf nach oben nimmst und dann den Körper in die Ausgangsstellung zurückbringst.

WIEDERHOLUNGEN

1 bis 5 Mal. Am Anfang bleibst du ein paar Sekunden in der Stellung, später kannst du die Zeit bis zu 2 Minuten ausdehnen.

ATMUNG

Während der Übung ruhig, leicht und natürlich atmen. Nicht zu tief atmen, weil die Brust bereits gedehnt ist.

AUFMERKSAMKEIT

Die Aufmerksamkeit richtet sich auf Rückgrat, Nacken, Bauch, Hals und den natürlichen, leichten Atem.

ACHTUNG!

Nicht weiter gehen, als es sich gut anfühlt. Wenn du mehr Erfahrung mit der Stellung hast, kannst du tiefer gehen und länger in der Stellung bleiben.
Achte darauf, die Hüften gut vorzuschieben und Ober- und Unterschenkel in einem rechten Winkel zu halten.
Lass den Kopf nur dann sinken, wenn du das Gefühl hast, dein Nacken ist kräftig genug.
Mach nach dieser Übung immer eine entgegengesetzte Übung zum Ausgleich, zum Beispiel das Kind.

WIRKUNG

Diese Übung dehnt den Bauch und die inneren Organe. Gleichzeitig löst sie durch die Rückbeuge Verspannungen im Rücken und Nacken. Außerdem fördert sie die Verdauung.

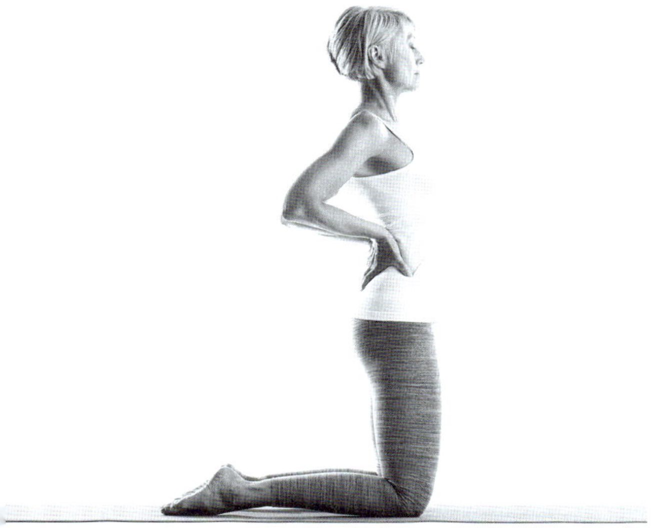

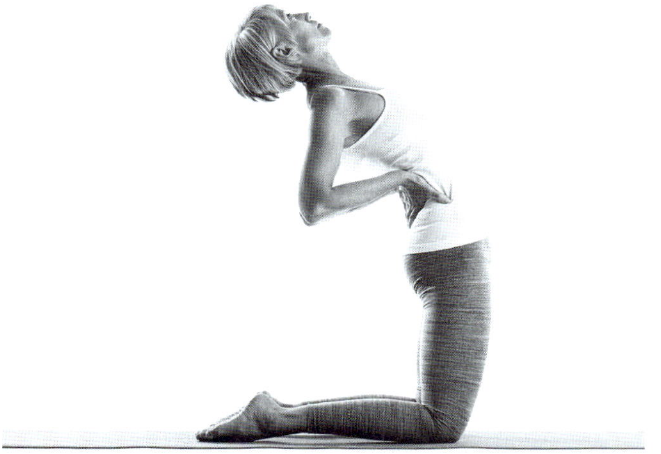

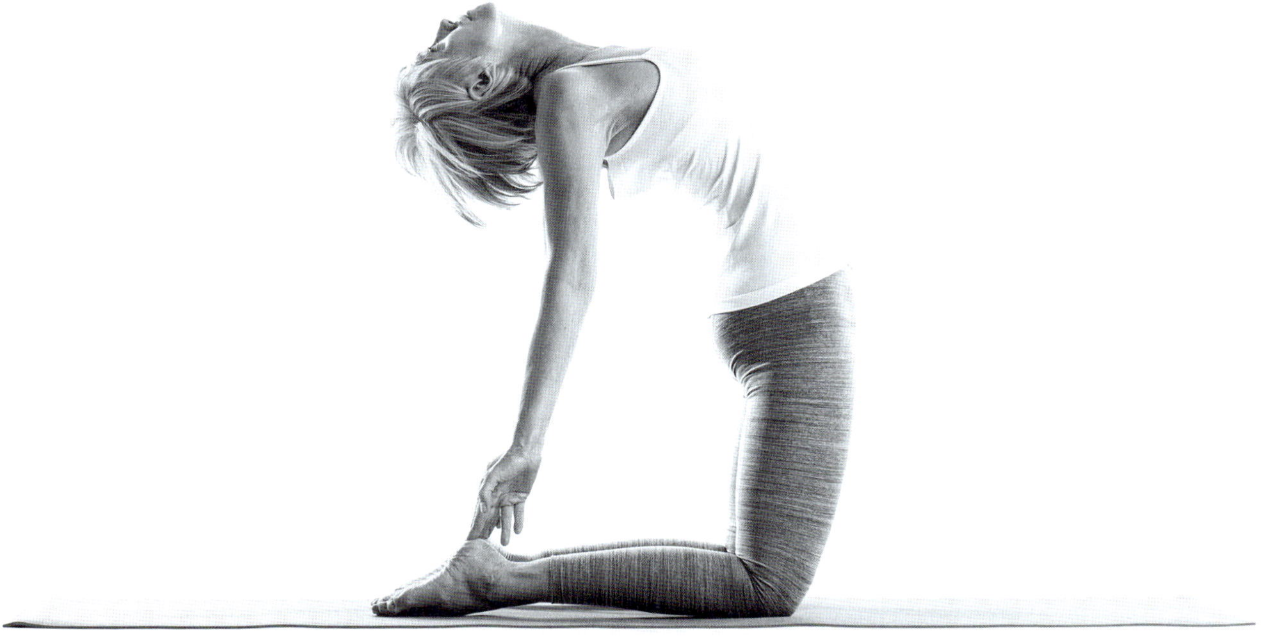

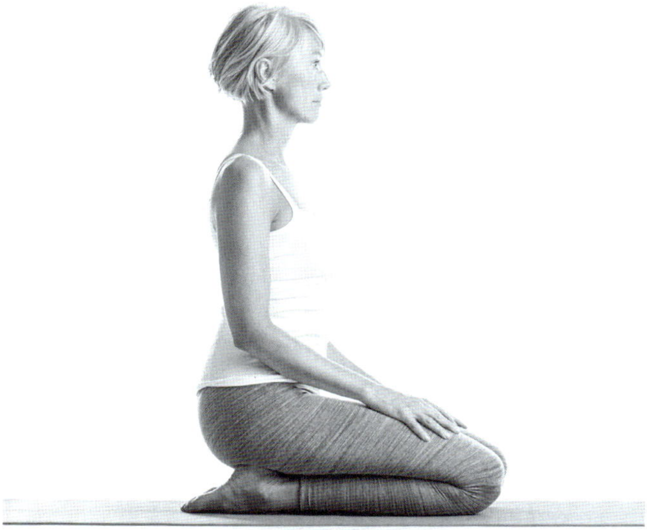

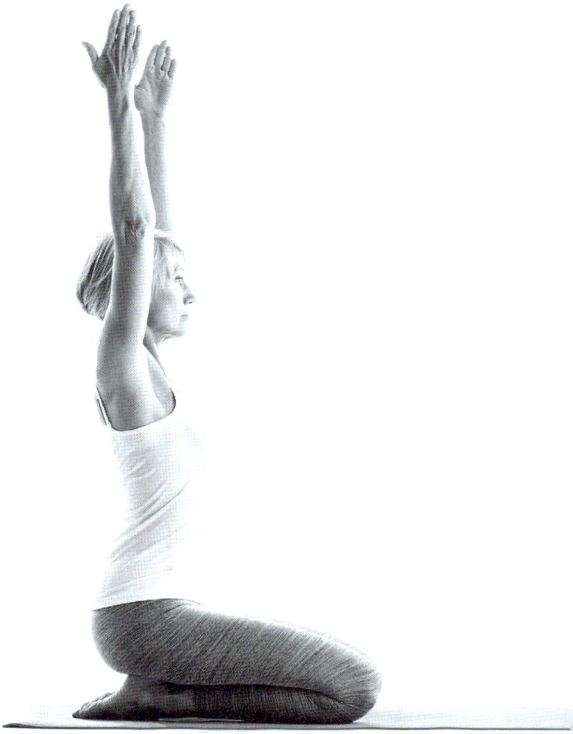

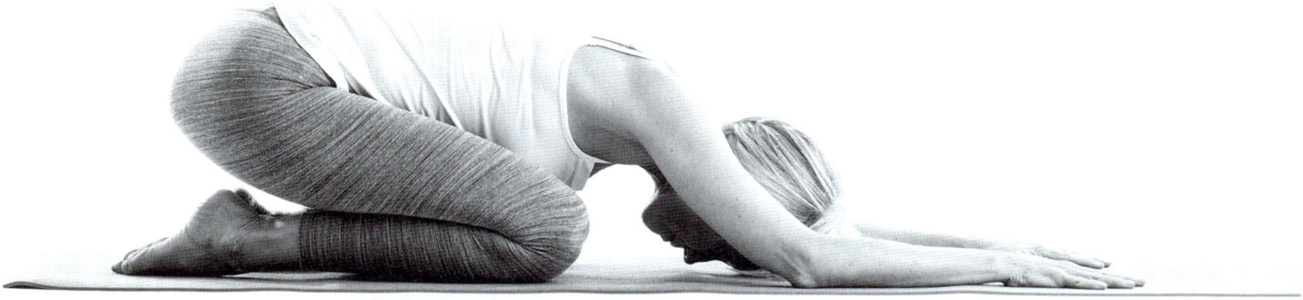

Abschließende Entspannungsübung: der Hase

STELLUNG

Setz dich in den Diamantsitz und lass dabei ein wenig Platz zwischen den Knien.
Entspannt mit geschlossenen Augen und geradem Rücken sitzen.
Die Arme nach oben strecken und schulterbreit gestreckt halten.
Nach vorn beugen, Arme und Stirn auf der Matte ablegen. Der Po bleibt so nah an den Fersen wie möglich.
Die Arme etwas anziehen, sodass Unterarme und Ellbogen aufliegen. Wenn möglich, beide Hände auf den Rücken legen und das eine Handgelenk mit der anderen Hand halten.
Zum Auflösen der Stellung langsam aufrichten, wieder in den Diamantsitz kommen und die Hände auf die Oberschenkel legen.
Mit geschlossenen Augen noch einen Moment still sitzen bleiben.

DAUER

3 bis 10 Minuten liegen bleiben.

ATMUNG

Beim Heben der Arme einatmen.
Beim Senken von Armen und Körper ausatmen.
In der Stellung und beim Auflösen der Stellung natürlich atmen.

AUFMERKSAMKEIT

Die Aufmerksamkeit und Konzentration richtet sich auf den Nabel- und Bauchbereich.

ACHTUNG!

Der Po sollte so nah bei den Fersen bleiben wie möglich.
Halte deine Aufmerksamkeit auf Nabel und Bauch gerichtet. Wenn deine Gedanken abschweifen, schau sie dir kurz an und wende deine Konzentration dann wieder deinem Nabel und Bauch zu.

WIRKUNG

Diese Übung dehnt und entlastet die Schultern und den Rücken. Sie sammelt die Aufmerksamkeit, fördert die Konzentrationsfähigkeit und das Dasein im Hier und Jetzt. Insgesamt wirkt sie beruhigend.

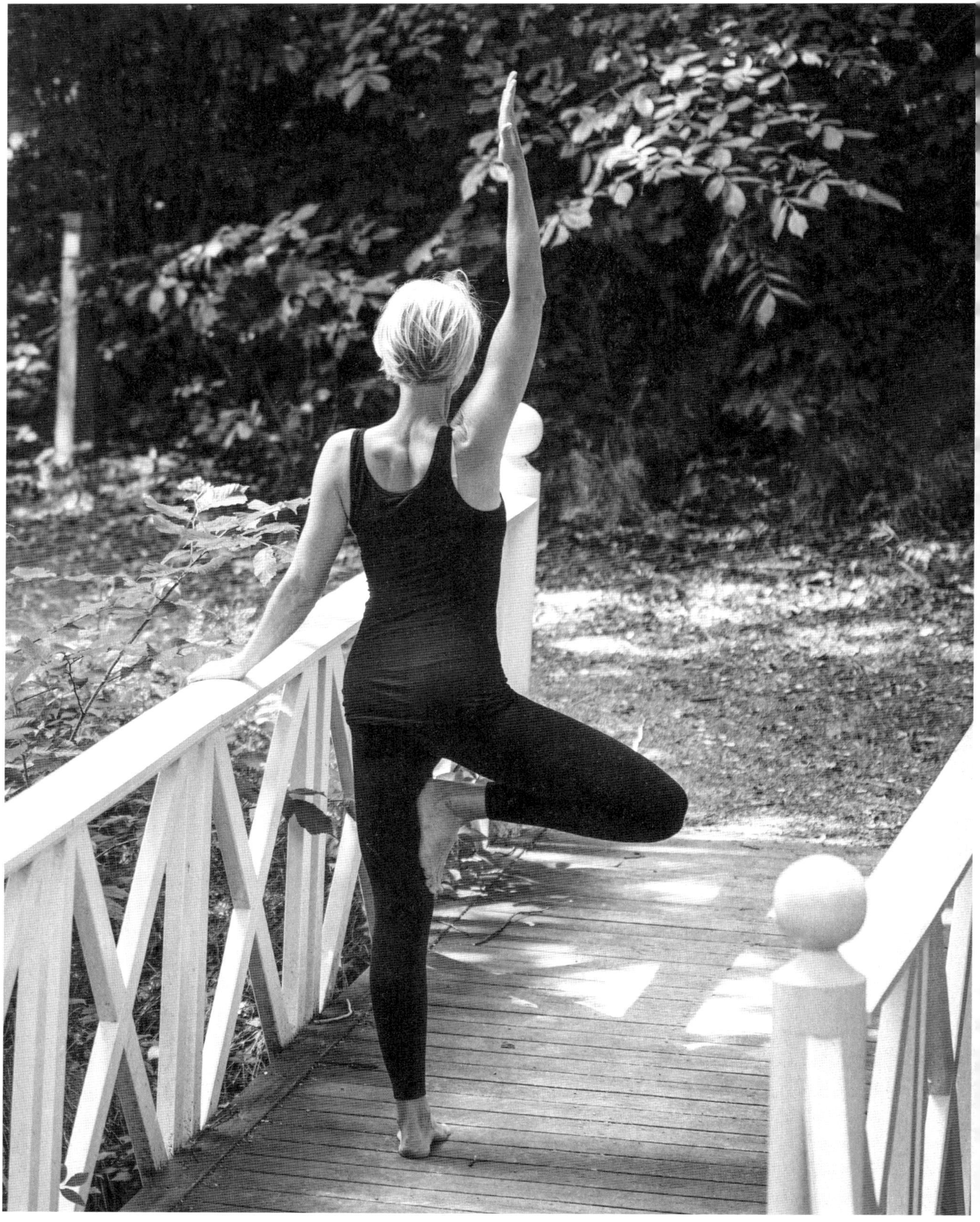

Programm für Gleichgewicht und Konzentration

(10 – 60 Minuten)

Viele Menschen haben einen schlechten Gleichgewichtssinn und können ihre Bewegungen nicht gut koordinieren. Deshalb bewegen sie sich unsicher und sind in Gefahr zu stürzen. Da sie diese Schwäche anderweitig kompensieren müssen und diese Kompensation sehr anstrengend ist, verbrauchen sie unnötig viel Energie.

Die Regulation und das Erlernen von Bewegungen und Koordination sind in unserem Kleinhirn angesiedelt. Es spielt auch eine wichtige Rolle bei kognitiven Funktionen wie der Verarbeitung von Sinneseindrücken, der Konzentrationsfähigkeit, dem Gedächtnis und logischem Denken.

Indem durch Yoga-Übungen der Gleichgewichtssinn trainiert wird, regen wir das Kleinhirn an und entwickeln es in all seinen Funktionen weiter.

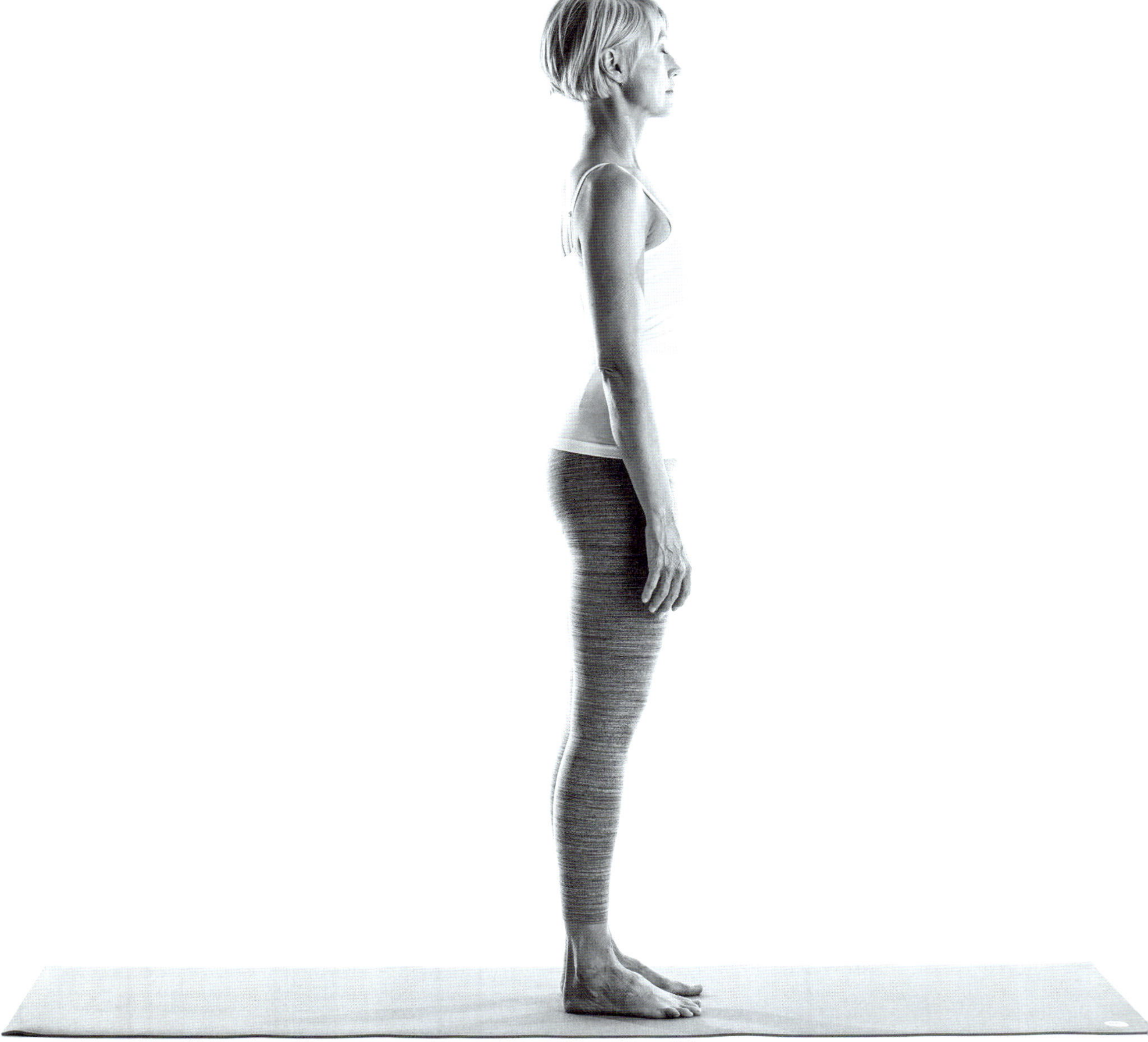

Ganz still stehen

STELLUNG
Stell dich mit beiden Füßen fest auf die Matte oder den Fußboden. Lass etwas Zwischenraum zwischen den Füßen. Die Arme hängen an den Seiten, das Gesicht ist nach vorn gerichtet.
Die Augen schließen.

DAUER
1 bis 3 Minuten, während die Aufmerksamkeit durch den ganzen Körper geführt wird.

ATMUNG
Natürliche Atmung

AUFMERKSAMKEIT
Fang damit an, deine Aufmerksamkeit in die Fußsohlen zu lenken. Fühl, wie du gut auf der Matte oder dem Boden stehst. Spür nach, welche Teile der Fußsohlen in Kontakt mit der Unterlage sind. Geh dann mit der Aufmerksamkeit in deine Fußgelenke, die Unterschenkel, die Oberschenkel, den Unterleib, den Po, den Unterbauch und das Kreuz, den mittleren Teil des Bauchs und des Rückens, die Brust und die Schulterblätter. Fühl, wie deine Schultern und Arme hängen. Richte deine Aufmerksamkeit auf beide Handflächen, dann auf Hals und Nacken, den Kopf und das Gesicht. Spür die Spitze deines Kopfes und richte die Aufmerksamkeit dann wieder auf die Fußsohlen. Spür deinen ganzen Körper als Einheit. Achte auf deine Haltung und auf dein Gleichgewicht. Öffne die Augen. Du bist jetzt bereit für das weitere Programm.

ACHTUNG!
Halte die Aufmerksamkeit beim Durchgang durch den Körper.

WIRKUNG
Diese Übung beruhigt und sammelt den Körper. Sie richtet die Aufmerksamkeit und Konzentration nach innen.

Fuß auf dem Spann

STELLUNG

Stell dich mit beiden Füßen fest und mit der ganzen Sohle auf die Matte oder den Fußboden. Lass etwas Zwischenraum zwischen den Beinen. Die Arme hängen locker an den Seiten. Das Gesicht ist nach vorn gerichtet. Such dir einen festen Punkt vor dir, etwas unterhalb deiner Augenhöhe. Dort hältst du während der Übung den Blick.

Die Arme zu beiden Seiten ausstrecken, sodass sich eine waagerechte Linie von den Fingerspitzen der einen Seite bis zur anderen Seite ergibt.

Den rechten Fuß heben und den Ballen auf den linken Spann setzen.

In dieser Stellung bleiben und versuchen, die Balance zu halten.

Die Augen schließen. Kannst du auch so die Balance halten? Wenn du die Augen schließt, richtest du deine Aufmerksamkeit nach innen auf den Nabel.

Bis zu zwei Minuten so stehen bleiben.

Die Stellung langsam auflösen und mit dem anderen Bein wiederholen.

WIEDERHOLUNGEN

1 bis 3 Mal auf jeder Seite. Bis zu 2 Minuten stehen bleiben.

ATMUNG

Natürliche Atmung

AUFMERKSAMKEIT

Die Aufmerksamkeit richtet sich auf den festen Blickpunkt, solange die Augen offen sind, danach auf den Nabel.

ACHTUNG!

Wenn es dir schwerfällt, das Gleichgewicht zu halten, kannst du dich an eine Wand, einen Stuhl oder etwas Ähnliches stellen, sodass du eine Stütze hast, wenn du unsicher wirst. Wenn die Gefahr besteht, dass du umfällst, solltest du scharfe oder harte Gegenstände aus deiner Nähe entfernen.

WIRKUNG

Diese Übung stärkt die Konzentrationsfähigkeit, trainiert den Gleichgewichtssinn, kräftigt die Beine, Fußgelenke und Fußmuskeln.

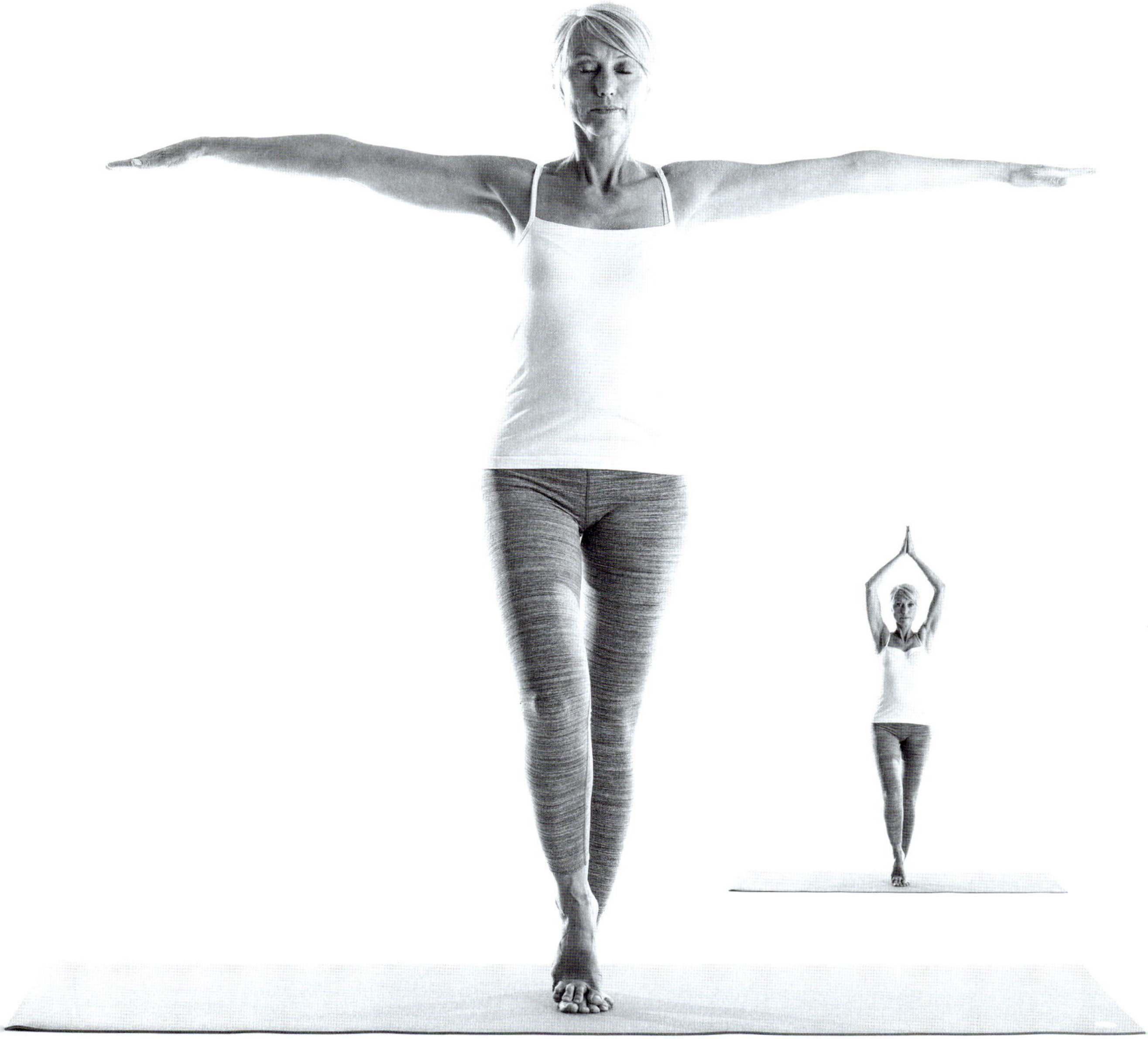

Baum

STELLUNG

Stell dich fest, mit den ganzen Fußsohlen und mit geschlossenen Beinen auf die Matte oder den Fußboden. Die Arme hängen locker an den Seiten, das Gesicht ist nach vorn gerichtet.
Such dir einen festen Punkt vor dir, etwas unterhalb deiner Augenhöhe. Auf diesen Punkt richtest du während der Übung deinen Blick.
Das rechte Bein beugen, festhalten und die Fußsohle so hoch wie möglich an der Innenseite des linken Oberschenkels anlegen. Die Zehen zeigen nach unten, das Knie zur Seite. Wenn dir das schwerfällt, leg die Fußsohle etwas tiefer an.
Den rechten Unterschenkel festhalten, bis du im Gleichgewicht bist. Dann die Arme zu beiden Seiten ausstrecken.
Die Augen schließen, die Aufmerksamkeit auf den Nabel richten.
In dieser Stellung ein paar Sekunden stehen bleiben.
Die Stellung langsam auflösen und mit dem anderen Bein wiederholen.

WIEDERHOLUNGEN

1 bis 3 Mal mit jedem Bein. Wenn du etwas geübter bist, kannst du bis zu 2 Minuten auf jedem Bein stehen bleiben.

ATMUNG

Natürliche Atmung

AUFMERKSAMKEIT

Die Aufmerksamkeit richtet sich auf den festen Blickpunkt, solange die Augen offen sind. Danach richtet sie sich auf den Nabel.

ACHTUNG!

Halte deinen Körper so gerade wie möglich und schieb das Knie nach außen.
Wenn es dir schwerfällt, das Gleichgewicht zu halten, stell dich an eine Wand, einen Stuhl oder etwas Ähnliches, damit du eine Stütze hast, wenn du unsicher wirst.

WIRKUNG

Diese Übung fördert die Konzentration und trainiert den Gleichgewichtssinn. Sie kräftigt Beine, Fußgelenke und Fußmuskeln.

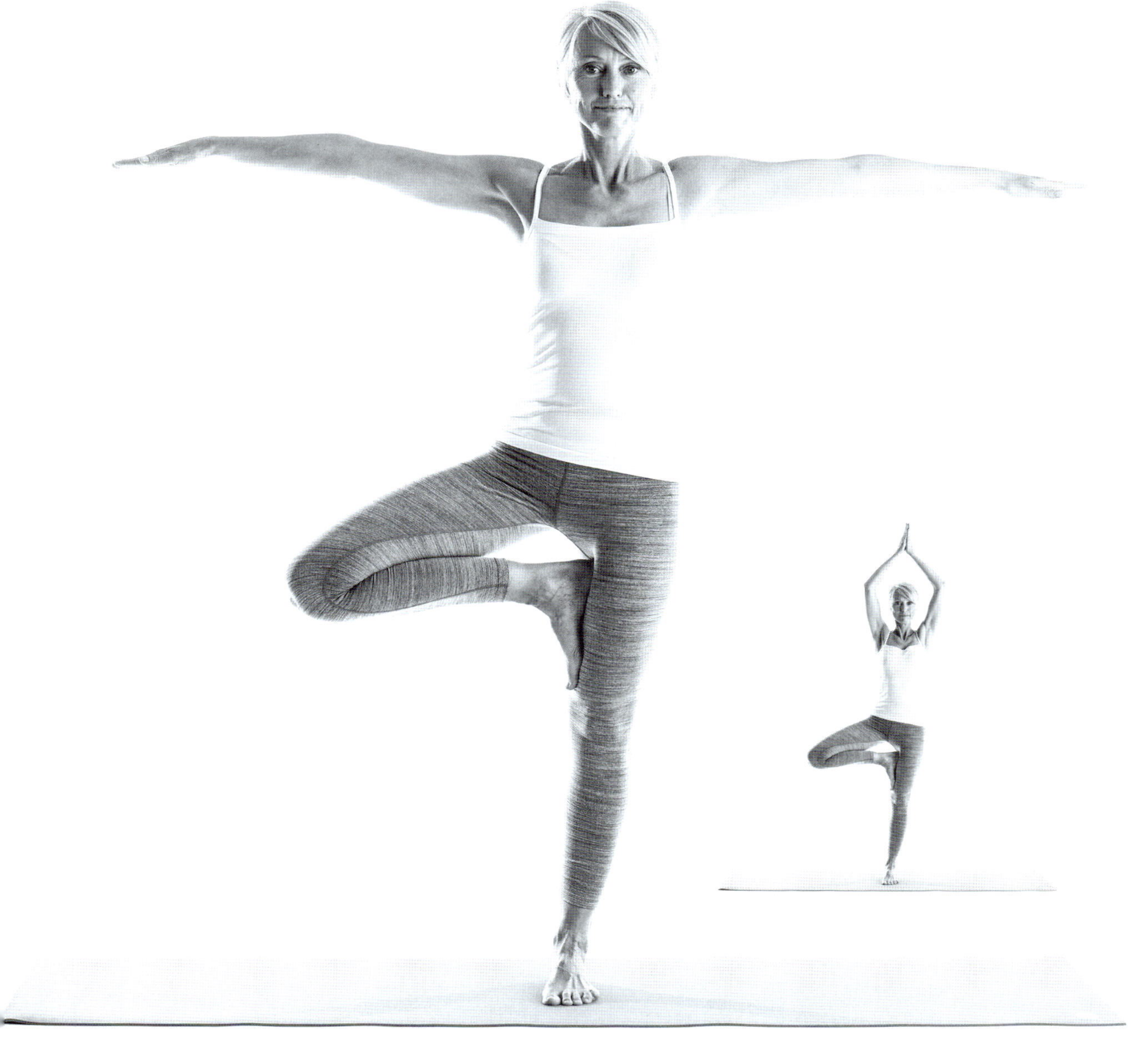

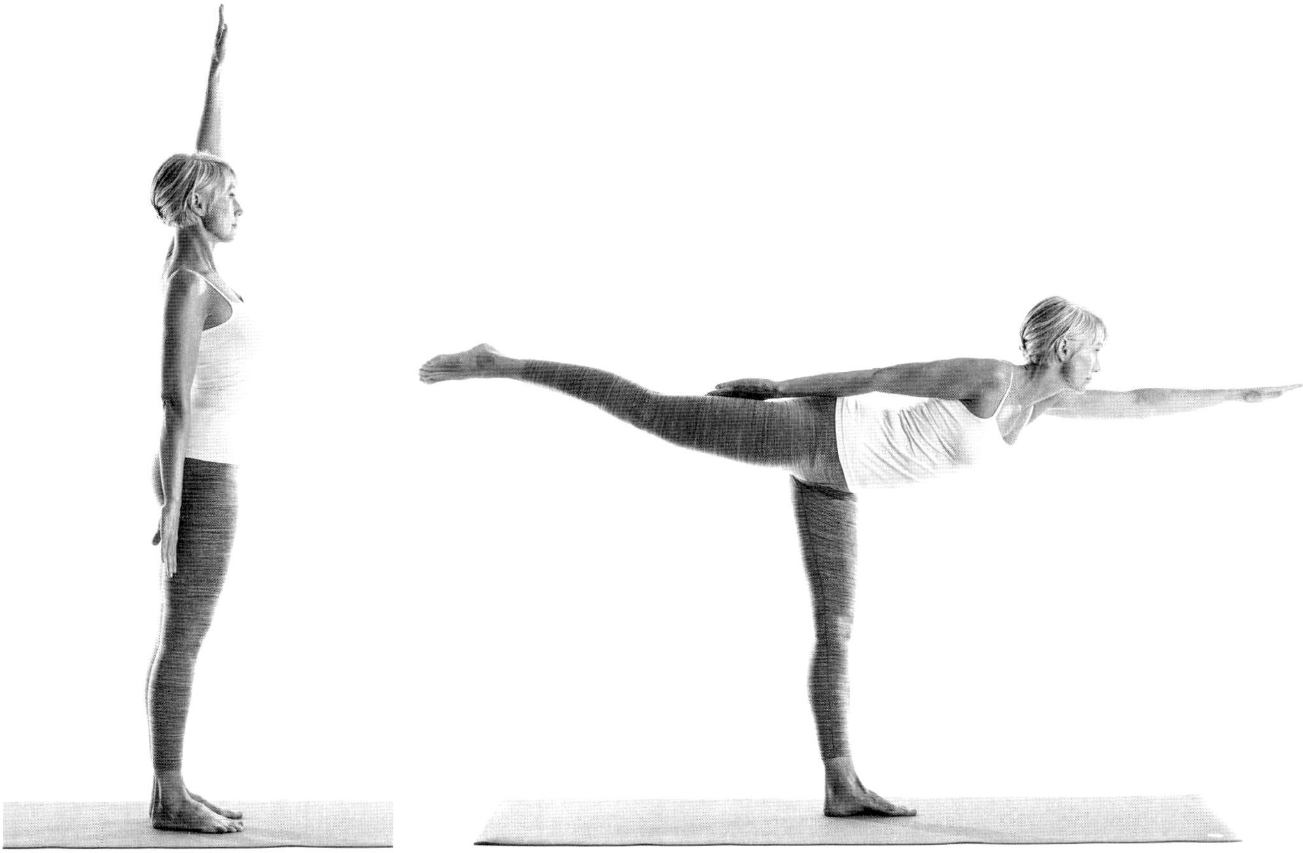

Läufer

STELLUNG

Stell dich fest und mit den ganzen Fußsohlen auf die Matte oder den Boden. Lass etwas Zwischenraum zwischen den Beinen. Die Arme hängen an den Seiten, das Gesicht ist nach vorn gerichtet.
Den linken Arm über den Kopf strecken.
Langsam nach vorn beugen und den linken Arm dabei nach vorn strecken. Das gestreckte rechte Bein heben.
Der rechte Arm liegt am rechten Bein.
Den Körper in die Waagerechte bringen.
Eine Weile so stehen bleiben.
Das Bein langsam wieder absenken, während du dich aufrichtest und den Arm wieder senkrecht zur Decke streckst. Dann den Arm senken und seitlich hängen lassen.
Die Übung entgegengesetzt wiederholen.

WIEDERHOLUNGEN

1 bis 3 Mal auf jedem Bein. Wenn du etwas geübter bist, kannst du bis zu 2 Minuten auf jedem Bein stehen bleiben.

ATMUNG

Natürliche Atmung

AUFMERKSAMKEIT

Die Aufmerksamkeit ist darauf gerichtet, das Gleichgewicht zu halten; außerdem auf die Dehnung in Arm, Bein und Rücken.

ACHTUNG!

Versuch den Körper waagerecht zu halten. Halte die Hüfte stabil; sie sollte nicht zur Seite ausweichen.

WIRKUNG

Diese Übung kräftigt die Muskeln im Rücken, in den Hüften und in den Beinen. Sie stärkt den Gleichgewichtssinn und die Konzentrationsfähigkeit.

Tänzer

STELLUNG

Stell dich fest, mit geschlossenen Beinen und den ganzen Fußsohlen auf die Matte oder den Boden. Die Arme hängen seitlich, das Gesicht ist nach vorn gerichtet.
Such dir einen festen Punkt vor dir, etwas unterhalb deiner Augenhöhe. An diesem Punkt machst du während der Übung deinen Blick fest.
Das rechte Knie beugen und das Bein hinter dir nach oben führen. Den Knöchel mit der rechten Hand umfassen.
Achte darauf, dass die Knie beieinander bleiben.
Das rechte Bein hinter dir so hoch wie möglich ziehen und gleichzeitig nach hinten schieben.
Die Hüfte sollte stabil bleiben und nicht zur Seite ausweichen.
Den linken Arm nach vorn strecken.
Ein paar Sekunden in dieser Stellung verharren.
Die Stellung langsam wieder auflösen: zuerst den Arm sinken lassen, dann das Bein senken und loslassen.
Mit dem anderen Bein und Arm wiederholen.

WIEDERHOLUNGEN

1 bis 3 Mal mit jedem Bein. Wenn du etwas geübter bist, kannst du bis zu 2 Minuten auf jedem Bein stehen bleiben.

ATMUNG

Natürliche Atmung

AUFMERKSAMKEIT

Die Aufmerksamkeit richtet sich auf das Halten des Gleichgewichts und die Dehnung in Arm, Bein und Rücken.

ACHTUNG!

Schieb das Bein nach oben und nach hinten und halte die Hüfte stabil. Sie sollte nicht zur Seite ausweichen.

WIRKUNG

Diese Übung trainiert den Gleichgewichtssinn, fördert die Balance im Nervensystem, stärkt die Konzentrationsfähigkeit und Geschmeidigkeit. Sie fördert außerdem die Körperkontrolle und die Beweglichkeit der Beine.

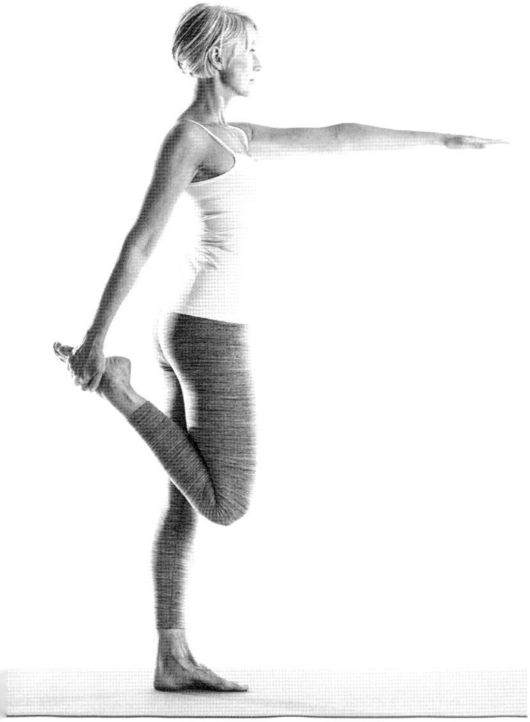

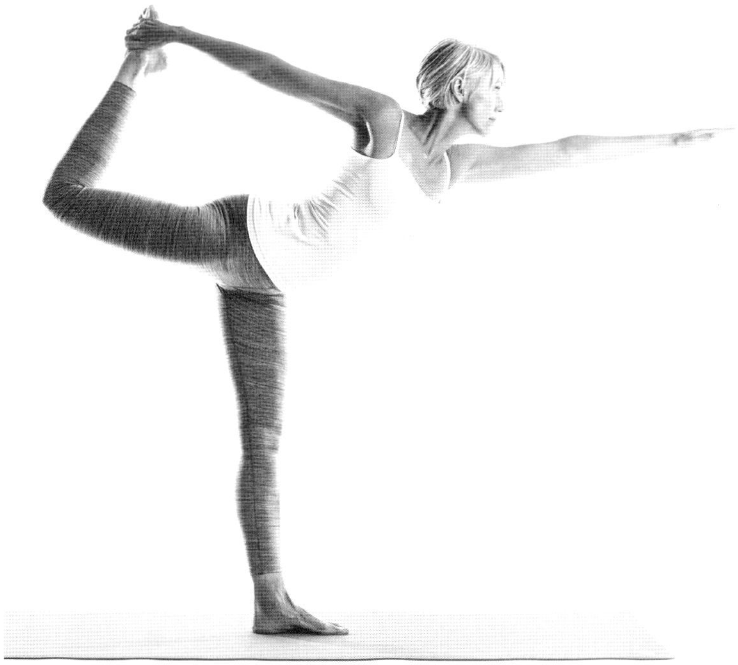

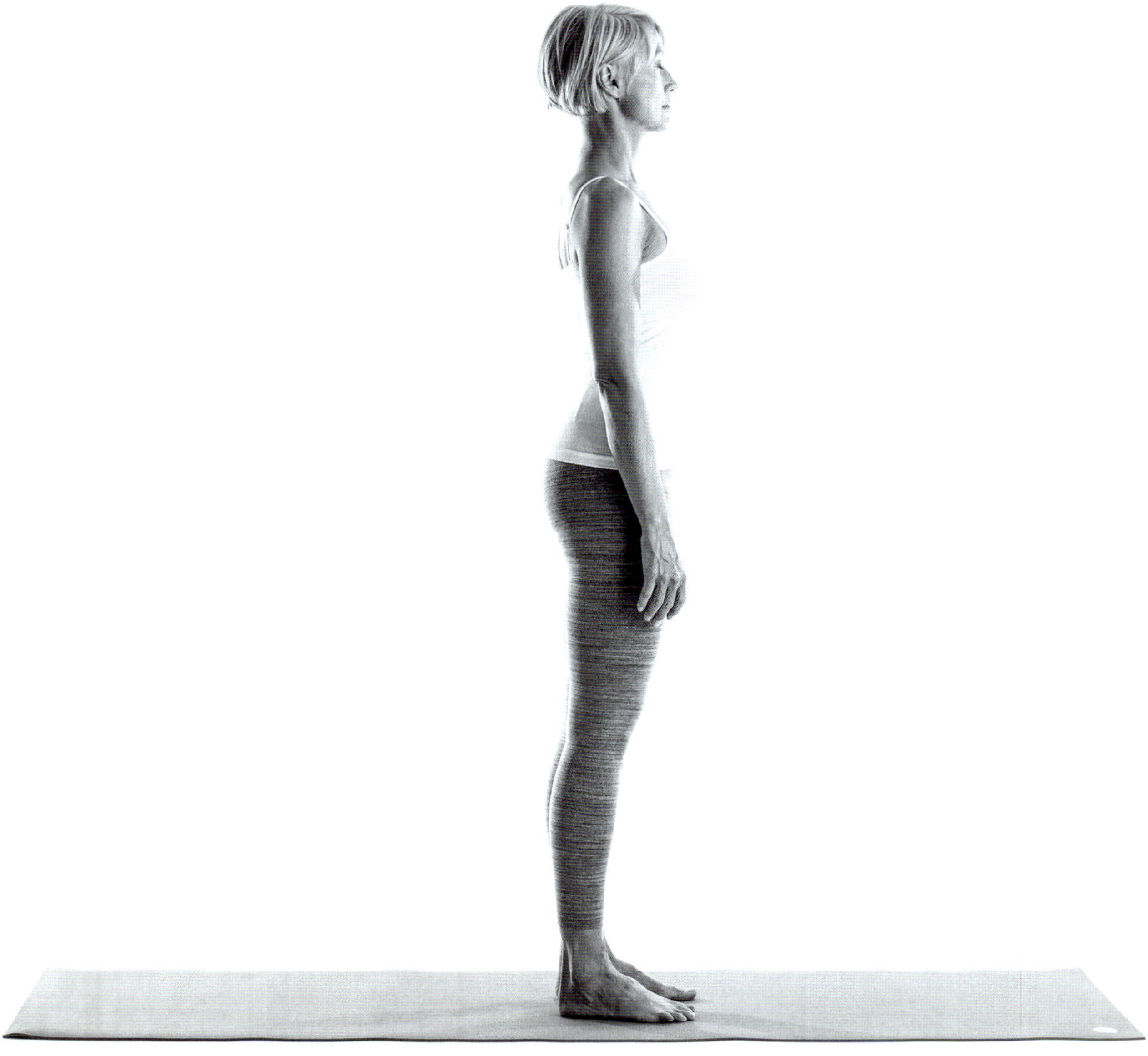

Ganz still stehen

STELLUNG
Stell dich mit beiden Füßen fest auf die Matte oder den Fußboden. Lass etwas Zwischenraum zwischen den Füßen. Die Arme hängen an den Seiten, das Gesicht ist nach vorn gerichtet.
Die Augen schließen.

DAUER
1 bis 3 Minuten, während die Aufmerksamkeit durch den ganzen Körper geführt wird.

ATMUNG
Natürliche Atmung

AUFMERKSAMKEIT
Fang damit an, deine Aufmerksamkeit in die Fußsohlen zu lenken. Fühl, wie du gut auf der Matte oder dem Boden stehst. Bleib ein paar Sekunden so stehen und erlebe deinen ganzen Körper, wie er auf der Matte steht. Spür der Wirkung der Gleichgewichtsübungen nach.

ACHTUNG!
Halte die Aufmerksamkeit im Körper. Wenn du in Gedanken abschweifst, schau dir die ablenkenden Gedanken kurz an und richte deine Konzentration dann wieder auf den Körper.

WIRKUNG
Diese Übung beruhigt und sammelt den Körper. Sie richtet die Aufmerksamkeit und Konzentration nach innen.

Stichwortregister

Namen der Übungen – Deutsch/Sanskrit und Sanskrit/Deutsch

Häufig werden Yoga-Übungen mit ihren Sanskrit-Namen beschrieben, da das Sanskrit die ursprüngliche Sprache der Tradition ist, in der sie aufgezeichnet wurden.

DEUTSCH/SANSKRIT

Baum – Eka Pada Pranamasana
Bein heben – Utthanpadasana
Bein und Arm heben – Ardha Shalabhasana
Beinrotation – Chakra Padasana
Berg – Parvatasana
Bogen – Dhanurasana
Brücke – Setu asana
Diamantsitz – Vajrasana
Doppelte Winkelstellung – Dwikonasana
Dreiecksstellung – Utthita trikonasana

Einfache Rückendrehung – Gatyamak Meru Vakrasana
Fuß auf dem Spann – Eka Pada Pranamasana
Ganz still liegen – Shavasana
Ganz still stehen – Tadasana
Halsdehnung – Greeva Sanchalana
Hase – Shashankasana
Innere Massage – Supta Pawanmuktasana
Kamel – Ushtrasana
Katze – Marjariasana
Kind – Balasana
Kobra – Bhujangasana
Kobra mit seitlicher Drehung – Tiryaka Bhujangasana
Krieger – Utthita Parsvakonasana
Läufer – Eka Padasana
Mühle – Chakki Chanalanasana
Palme – Tadasana
Pumpe – Vayu Nishkasana
Rolle – Jhulana lurhakanasana 2
Rückenstreckung über beide Beine – Paschimottanasana
Rückenstreckung über ein Bein – Janu Sirsasana
Schaukel – Jhulana lurhakanasana 1
Schlange – Sarpasana
Schmetterling – Poorna Titali asana
Schneidersitz – Sukhasana
Schulterrollen – Skandha Chakra
Schulterstand – Kandharasana
Tänzer – Natarajasana
Tiger – Vyaghrasana
Universalstellung – Shava Udarakarshanasana
Wechselatmung – Nadi shodhana pranayama
Wiegende Palme – Tiryaka Tadasana

SANSKRIT – DEUTSCH

Ardha Shalabhasana – Bein und Arm heben
Balasana – Kind
Bhujangasana – Kobra
Chakki Chanalanasana – Mühle
Chakra Padasana – Beinrotation
Dhanurasana – Bogen
Dwikonasana – Doppelte Winkelstellung
Eka Pada Pranamasana – Baum
Eka Pada Pranamasana – Fuß auf dem Spann
Eka Padasana – Läufer
Gatyamak Meru Vakrasana – Einfache Rückendrehung
Greeva Sanchalana – Halsdehnung
Janu Sirsasana – Rückenstreckung über ein Bein
Jhulana lurhakanasana 1 – Schaukel
Jhulana lurhakanasana 2 – Rolle
Kandharasana – Schulterstand
Marjariasana – Katze
Nadi shodhana pranayama – Wechselatmung
Natarajasana – Tänzer
Parvatasana – Berg
Paschimottanasana – Rückenstreckung über beide Beine
Poorna Titali asana – Schmetterling
Sarpasana – Schlange
Setu asana – Brücke
Shashankasana – Hase
Shava Udarakarshanasana – Universalstellung
Shavasana – Ganz still liegen
Skandha Chakra – Schulterrollen
Sukhasana – Schneidersitz
Supta Pawanmuktasana – Innere Massage
Tadasana – Ganz still stehen
Tadasana – Palme
Tiryaka Bhujangasana – Kobra mit seitlicher Drehung
Tiryaka Tadasana – Wiegende Palme
Ushtrasana – Kamel
Utthanpadasana – Bein heben
Utthita Parsvakonasana – Krieger
Utthita trikonasana – Dreiecksstellung
Vajrasana – Diamantsitz (Fersensitz)
Vayu Nishkasana – Pumpe
Vyaghrasana – Tiger

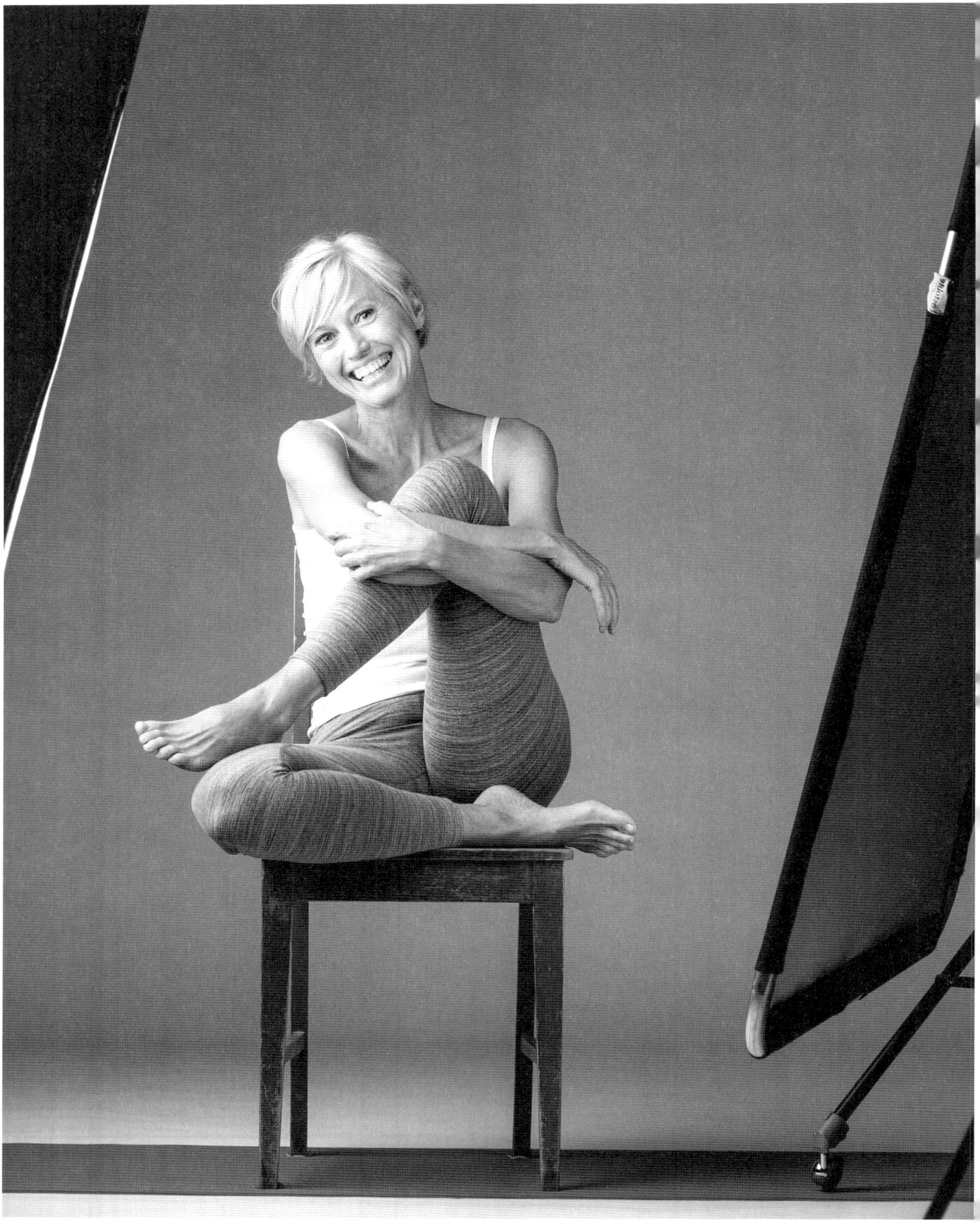

Danke

Ich danke meinen wunderbaren Kindern, Gard, August und Thale. Meinem allerliebsten Njål für seine unbestechliche Ehrlichkeit, Klarheit und Deutlichkeit. Meiner lieben, klugen Ragnhild und meiner kreativen Schwägerin Jartrud für ihre klaren und konstruktiven Rückmeldungen. Dem Fotografen Nicki, der mit großer Präzision die Bewegungen eingefangen hat. Meinen tüchtigen Kolleginnen Christin und Åse bei Verket yoga für ihren guten fachlichen Input.

Mein Dank gilt auch meiner Lektorin Bente Dahl Svendsen bei Cappellen Damm, die von Beginn an dieses Projekt geglaubt hat.

Und ein großer Dank geht an meine Schüler in all den Jahren, die mich dazu inspiriert haben, dieses Buch zu schreiben.

Die norwegische Originalausgabe erschien 2017 unter dem Titel »Yoga helt enkelt!« bei Cappelen Damm.

Besuchen Sie uns im Internet:
www.ow-barth.de

FSC
www.fsc.org
MIX
Papier aus verantwortungsvollen Quellen
FSC® C084279

Ein Imprint der Verlagsgruppe Droemer Knaur GmbH & Co. KG, München

Fotos: Nicki Twang
Innenlayout: Bente Cecilie Bergan
Covergestaltung: Bente Cecilie Bergan
Coverabbildung: Nicki Twang
Satz: Adobe InDesign im Verlag
Druck und Bindung: Print Consult GmbH
ISBN 978-3-426-29289-1

5 4 3

Satya Singh

Das Yoga-Buch vom Leben und vom Sterben

Mit 8 Übungsreihen und 18 Meditationen

Der bekannte Yoga-Lehrer Satya Singh führt an eine Praxis heran, bei der man die Angst vor dem Tod verlieren wird und sein Leben unendlich bereichern kann. Bisher kaum bekannte Einsichten des Yoga zu Sterben, Tod und dem Leben danach werden hier erstmalig zur Sprache gebracht. Die zahlreichen Übungen und Meditationen führen zu einer intensiven Auseinandersetzung mit der eigenen Endlichkeit.
Das Yoga-Totenbuch: ein befreiender Begleiter für das ganze Leben.

»Ein besonderes Buch und eine äußerst lohnende, berührende Lektüre!«
Anna Trökes in Yoga aktuell

O.W. BARTH

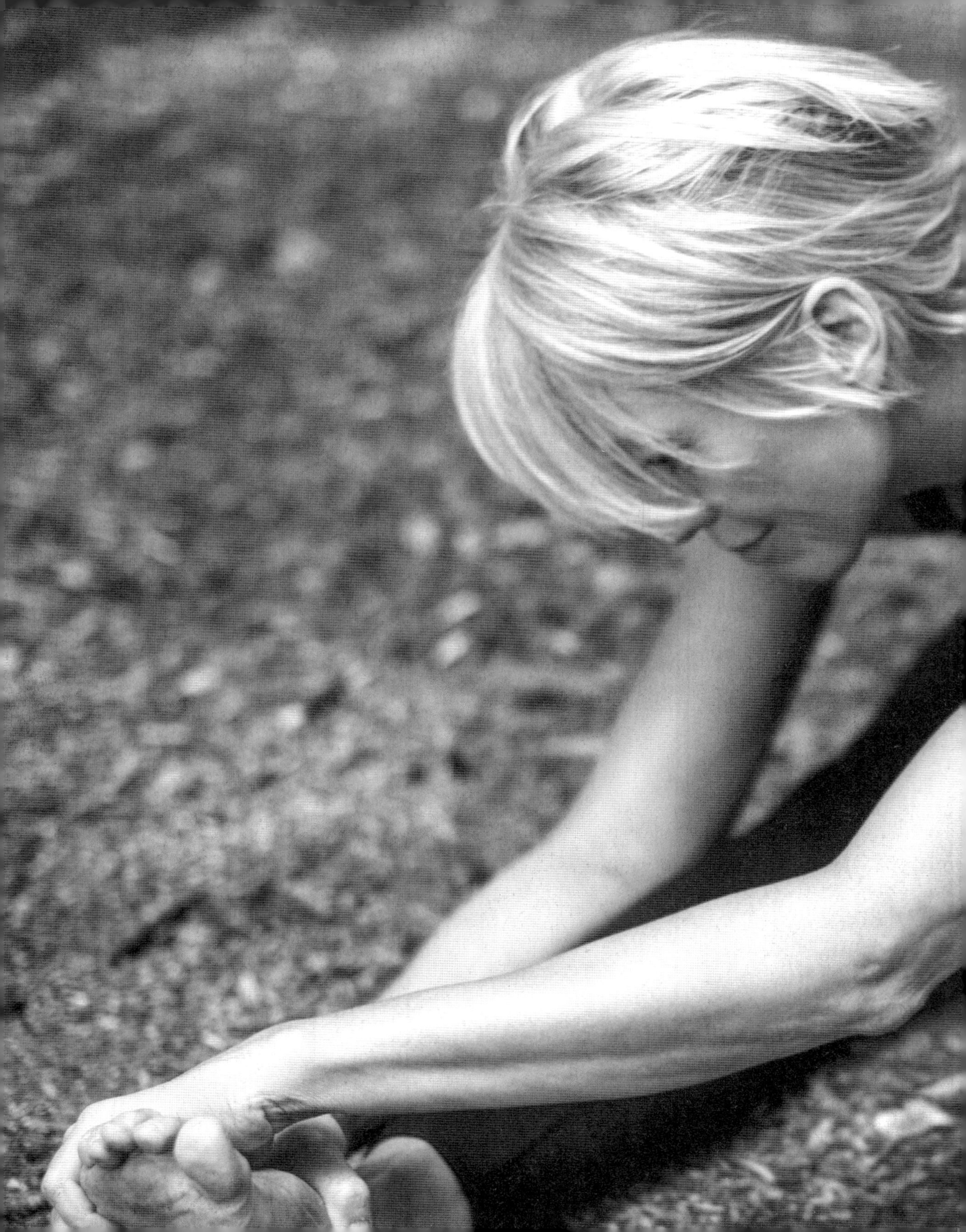